中医进行时 6

——随王三虎教授临证日记

王　欢　李兴国　主编

王三虎　点评

全国百佳图书出版单位

中国中医药出版社

·北京·

图书在版编目（CIP）数据

中医抗癌进行时.6,随王三虎教授临证日记/王欢,
李兴国主编. -- 北京：中国中医药出版社,2024.3
　　ISBN 978-7-5132-8516-2

　　Ⅰ.①中… Ⅱ.①王…②李… Ⅲ.①癌—中医治疗
法 Ⅳ.①R273

　　中国国家版本馆 CIP 数据核字 (2023) 第 203598 号

中国中医药出版社出版

北京经济技术开发区科创十三街 31 号院二区 8 号楼
邮政编码　　100176
传真　010-64405721
廊坊市佳艺印务有限公司印刷
各地新华书店经销

开本 710×1000　1/16　印张 12　字数 165 千字
2024 年 3 月第 1 版　2024 年 3 月第 1 次印刷
书号　ISBN 978－7－5132－8516－2

定价　49.00 元
网址　www.cptcm.com

服 务 热 线　010-64405510
购 书 热 线　010-89535836
维 权 打 假　010-64405753

微信服务号　zgzyycbs
微商城网址　https://kdt.im/LIdUGr
官 方 微 博　http://e.weibo.com/cptcm
天猫旗舰店网址　https://zgzyycbs.tmall.com

如有印装质量问题请与本社出版部联系（010-64405510）

《中医抗癌进行时 6——随王三虎教授临证日记》
编委会

　　王三虎，1957 年 7 月生于陕西省合阳县。先后毕业于渭南中医学校、南京中医学院（现南京中医药大学）、第四军医大学，医学博士。1998 年在第四军医大学晋升教授。2008 年获"广西名中医"称号，2018 年获"陕西省名中医"称号，2022 年被遴选为"第七批全国老中医药专家学术经验继承工作指导老师"。现为渭南市中心医院中医专家、渭南市中医药事业发展高级顾问、深圳市宝安区中医院特聘专家、西安市中医医院首席中医肿瘤专家。兼任中华中医药学会中医药临床案例成果库专家委员会委员、欧洲经方学会顾问、瑞士

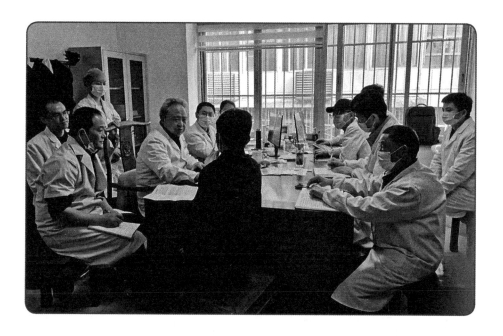

华人中医学会顾问、美国加州中医药大学博士研究生导师等学术职务。先后招收、培养研究生及传承弟子 300 多人。

王三虎教授多年来坚持理论与实践结合、继承与创新并重的治学观，提出了"燥湿相混致癌论""寒热胶结致癌论""人参抗癌论""把根留住抗癌论""肺癌可从肺痿论治""风邪入里成瘤说"等新论点。许多观点上大报、进教材、入指南。年诊国内外患者两万人次。共发表论文 230 余篇，主编、参编书籍 30 余部，并有《中医抗癌临证新识》《经方人生》《我的经方我的梦》《经方抗癌》《中医抗癌进行时 4——随王三虎教授临证日记》5 本专著畅销。近年多次在国内外成功举办经方抗癌学习班。2017 年获"最具影响力中医人奖"，2018 年获陕西杰出名中医奖。《中医抗癌系列课程》2019 年被北京中医药学会评为"第五批中医药传承精品课程"。2020 年获"全国患者信任的好医生"、2021 年获"健康强国荣耀医者"等荣誉。已在北京、西安、渭南、深圳、淄博、台州、佳木斯、青海等地设立经方抗癌工作站（室）。

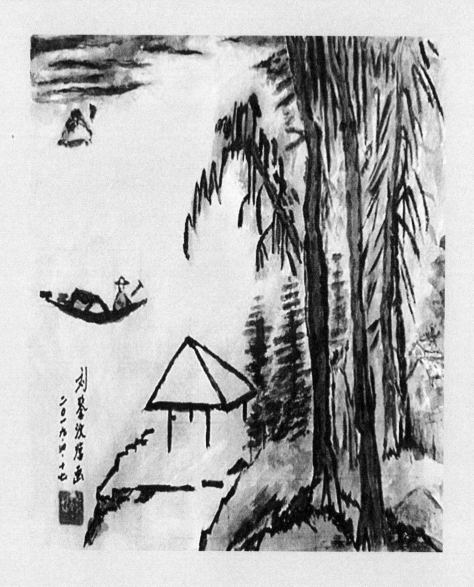

刘鉴汶赠画

厚积薄发，守正创新

——王三虎教授其人其术其书

《中医抗癌进行时6——随王三虎教授临证日记》临近出版之际，王三虎教授嘱我给此书写序。我深知我的行文水平有限，加之要给一个当代中医大家之作写序，深感力不从心。好在我与王三虎教授从初识到现在已有43年之久，我们不仅同学过、同事过，更是挚友，那就有感而发吧！

众所周知，张仲景的《伤寒论》是中医临床的经典，将《伤寒论》能熟读到倒背的程度是王三虎教授的绝招，能将经方得心应手地运用于中医临床特别是癌症诊治上是王三虎教授的最大优势及特点。

记得43年前我与王三虎一起考入了陕西省渭南中医学校。后来才知道进入渭南中医学校之前他已能将《伤寒论》倒背如流。比如只要你说《伤寒论》中任意一条，他就能快速准确背出该条的全文；或者你说出某一条的条文，他就能不费力地说出是哪一条。这一功夫可以说屡试不爽。后来1987年在南京中医学院（现南京中医药大学，下同）《伤寒论》专业研究生复试时，他的许多口试回答大部分引用《伤寒论》原文，当时主持复试的研究生导师宋立人、陈亦人教授对其这一"童子功"大加赞赏。当年王三虎教授也被顺利地录取为南京中医学院研究生。

如果说记忆力超强是王三虎教授的天赋，那么超人般的勤奋程度是一般人难以做到的。当天才加上勤奋，不成功都难！记得王三虎背书时有个习惯，就是边踱步边背，不仅在宿舍，还是在校园空旷之处，或是校园外的田间小路上，不管是炎夏还是寒冬，师生们总是能看到他踱步背书的身影。想当年都穿布鞋时，他每年比我要多穿两双鞋，也是踱步背书习惯造成的吧！

王三虎教授不止一次和我说：现在临床上之所以能信手拈来经方治癌症，多亏当年能将《伤寒论》等中医经典烂熟于心。

王三虎教授除了"读书、看病、写文章"，几乎没有其他爱好，这一酷爱他坚持了几十年，如今更是如此。

医学是一门理论和实践紧密关联的学科，理论水平及实践水平不断提高，无疑多读经典书籍、勤于临床实践、善于研究总结写作是最有效的途径。王三虎教授不论是在渭南中医学校、南京中医学院的求学时期，还是毕业后在第四军医大学肿瘤研究所、西安市中医医院、柳州市中医医院、深圳市宝安区中医院等临床为主的阶段，他都坚守着"读书、看病、写文章"这一习惯和爱好。理论上的不断探索，临床实践的不懈追求及善于总结的能力使得王三虎教授发表出了众多高水平的论文及著作。目前在国内外学术期刊上发表的论文计330余篇，医学著作计30余部。特别是其近十几年来的不少著作由于深受读者好评，曾多次再版。如《中医抗癌进行时——随王三虎教授临证日记》系列丛书已出到第五本。其他如《我的经方我的梦》《经方人生》《中医抗癌临证新识》等也一版再版，畅销不衰。

近四十年来王三虎教授在中医诊疗过程中亲身感受到"中医抗癌大有作为"，特别是在经方抗癌领域王三虎教授可谓独树一帜。这一点不仅体现在其国内外大量临床诊疗癌症案例上，而且在中医诊疗癌症理论上也多有创新。中医名家与大家的主要区别之一是前者主要在重复，而后者贵在理论及实践的创新上。

如果能掌握王三虎教授抗癌新理论的精髓，对正确理解王三虎教授中医抗癌诊疗体系的核心将事半功倍。更为可贵的是王三虎教授的这些理论创新在非常有效指导中医抗癌的辨病辨证及遣方用药的基础上可以全方位传承。《中医抗癌进行时——随王三虎教授临证日记》系列丛书就是这方面的集中表现。现在王三虎教授门下除过在职期间带过的研究生和徒弟有40多名以外，还有退休以后招收的68名秘传弟子，400余名网络弟子。其中不乏硕士、博士、教授、主任医师、三甲医院科主任、省市级名中医。《中医抗癌进行时6——随王三虎教授临证日记》就是这两三年培养徒弟读书看病写文章的产物。《虎门弟子医案医话》也将于近期出版面世。从这个意义上说，王三虎教授也算得上是为数不多且卓有成效的传统医学教育家。

王三虎教授的"寒热胶结致癌论"，重在揭示多数癌症表象上既有寒象又有热象，在病机上多为寒热胶结，在遣方用药上多寒热并用。这一理法方药新体系的建立完全打破了以往只重视热毒、只重视清热解毒药如白花蛇舌草、半枝莲等运用的俗套，其效果也在众多医案中得到了充分印证。如半夏泻心汤为主治疗胃癌，乌梅汤和薏苡附子败酱散治疗肠癌，黄土汤治疗肠癌，小柴胡汤治疗肝癌、胆囊癌，温经汤治疗子宫癌等。其验案中常用之寒热药对，也充分彰显了"寒热胶结致癌论"的临床价值，如黄连与干姜、黄连与吴茱萸、黄芩与生姜、黄柏与附子、败酱草与附子、牡丹皮与肉桂、牡丹皮与桂枝等。

"燥湿相混致癌论"是王三虎教授有关癌症病机理论的又一守正创新的观点。它有效地解决了癌症相关腹水、水肿、痰湿等复杂临床问题。这一病机新理论基于肿瘤临床上常见的一些复杂情况，如"一方面阴液受损，一方面痰饮内存"，病象上往往既有积水水肿等象，又有舌干少津之征，而相应治疗就需要一方面利水，一方面滋阴。遣方用药如张仲景的猪苓汤中猪苓、茯苓、泽泻利水与养阴血的阿胶并用，麦门冬汤中的润燥药麦门冬与燥湿化痰的半夏并用等，皆在王三虎教授抗癌验案中得到充分验证。

它如"风邪入里成瘤说""人参抗肿瘤论""把根留住抗肿瘤论""肺癌可以从肺痿论治"等癌症相关病因、病机、辨治新理论皆对临床辨治癌症具有指导价值。

前些时期曾填词一首，也作为《中医抗癌进行时6——随王三虎教授临证日记》序言的一部分。

沁园春·读三虎兄《中医抗癌进行时》有感

渭滨初芽，江南日高，柳江盛茂。

悉古时岐黄，伤寒春秋，梦追仲景，崇尚实效。

半世诵典，扶危梦想，欲与病魔试比高。

待桴鼓，悦含灵病苦，喜上眉梢。

经方如此多娇，引无数名流竞折腰。

析寒热错杂，燥湿相混，水泛阴亏，哲人思考。

大医精诚，誉满华夏，医圣九泉亦含笑。

海内外，风生又水起，还看今朝。

医学博士　樊海

2023 年 10 月 19 日于广州

捕风捉影立新法，以案喻理育后人

——读《中医抗癌进行时6》

《中医抗癌进行时6——随王三虎教授临证日记》完稿之际，近水楼台先得月，我有幸先睹为快，感受他情真意切的中医经方情怀，随着书页翻动，看到了他这两年学经方、研经方、用经方、宣经方的心路历程和医学实践、育人经验。

时至今日，《中医抗癌进行时——随王三虎教授临证日记》已分别由第四军医大学出版社、西安交通大学出版社、中国中医药出版社出版四册且多次印刷，成为最受欢迎的中医药书籍之一。王三虎教授也成为备受关注的中医经方达人，屡创中医学术传播的高光时刻，引青年学子热烈追捧。由他主讲的中医经方抗癌系列讲座在全国多地炙手可热，一票难求。

王三虎教授学术创新的核心价值在于他找到了复杂多变的肿瘤疾病重要病因，这就是六淫为首的"风邪"，《灵枢·九针论》中提到的"四时八风之客于经络之中，为瘤病者也"是王三虎教授这一学术思想最初的文献依据。他把有形之瘤致病之因归于无形无影之风邪，貌似无根无据，但从风邪善行多变，走窜不息，时而藏于脏腑，时而潜于经络，时而单因致病，时而与它邪合而致之的特点综合归纳分析，许多肿瘤疾病的复杂性、多变性就能得到合理的解释。有了创新的理论基础，科学系统的治疗思路随之应运而生，对于不同类型，不同性质的肿瘤疾病，在不同发病阶段，王三虎教授紧扣风邪致病的特点和规律，综合具体疾病的临床表现，提出了"祛风补虚，祛风止痛，祛风化痰，祛风活血，祛风燥湿，祛风散寒"系列治疗思路，并率十余位秘传弟子历经两年（2020 年 3 月 16 日—2022 年 10 月 21 日），通过 119 例真实病案，围绕他中医抗癌的创新理论，用详实的文字记述对诸多复杂危重肿瘤疾病的治疗过程。有成功之喜，有困惑之苦，有启迪之意，有鼓励之声，用医案说医理，沿医理创新说，展现了他探索、传承、创新过程的美丽画卷。

不积跬步，无以至千里。王三虎教授经方抗癌传承创新的累累成果，是他几十年如一日坚持不懈努力探索、辛勤耕耘的必然。他少时熟读经方，参悟先贤真谛，吸吮经方精髓，中年时巧用经方，以经方搏顽症，常事半功倍，屡起沉疴，获广大患者和医界同仁高度认可。《中医抗癌进行时》1—5 收载的近千例病案，就是最有力的证据。大量的临床实践结合深厚的中医药文化功底，加上深邃的科学思维形成他独特的中医药理论知识体系，"寒热胶结致癌论""燥湿相混致癌论""风邪入里成瘤说"等学术思想，在这几本书中得到非常多反复的体现，也预示着这些理论创新将成为中医药学术发展的里程碑，甚至对中医药事业的发展也将产生极大的影响。来自全国各地以及国外的老中青年学子纷纷拜王三虎教授为师，立志传承王三虎教授的学术思想，虎门弟子已蔚然可观，成为古城西安乃至全国影响颇深的中医药文化传承队伍。

西安益群国医堂是王三虎教授学术创新传承的窗口，也是他海量临床实践的平台，在这里我见证了他系列学术思想的科学价值，目睹了许多妙手回春的真实案例。近十年，王三虎教授在益群国医堂平台上对近万名肿瘤患者采用经方为主的治疗思路，百余名恶性肿瘤患者追随王三虎教授坚持中医治疗超过五年以上且状况良好。近年来，他越发洞察秋毫，捕风捉影，往往能迅速抓住肿瘤患者皮肤痒、关节痛、鼻塞、听力下降、大便难、小便不利等风邪的蛛丝马迹，随之采用祛风解表的方法，得心应手，左右逢源。我时常目睹他追问患者受风史，再讲述疾病的来龙去脉，使患者心悦诚服。他灵活使用经方，有时单方直捣病根，立竿见影，有时拆方合方而为，视病而变，随证加减，但变化之中始终紧扣风邪致癌的特点和规律，知风邪之性，辨风邪之向，掌控病症发展趋势以经方之卓效除风邪致病之害，赢得社会高度赞誉，铸就一代名医风范。

本书的作者大多数都来过西安益群国医堂，其中许多也和我熟识。通过跟诊，他们不仅学会看病用方，更学会了和患者主动交流。尤其是写文章，这么及时、生动、深刻、细致地记录老师的治疗过程，实在是不多见的现象。他们中有许多已经是各地的名中医或者临床骨干，造福一方。

本书浅显易懂，内容丰富，引人入胜，可读性极强。我相信，广大医者读其书，则明其理，得其法；广大患者读其书，则知己病，得方法，早日康复。

我和三虎教授相交相识相知三十余载，他每有新作问世，我必捧卷细读，享其创意之新，品其智慧之精，常常挑灯夜读，时而拍案叫绝，时而掩卷细思，大有相读恨晚、欲罢不能之感，唯一鼓作气、究其全貌方可合卷而安。今日再读《中医抗癌进行时6——随王三虎教授临证日记》，难掩激动之心，信笔记下心中感言，权当对三虎教授的新作之贺，若将此作为序，确是愧不敢当。

西安益群国医堂总经理　高英选

2023 年 9 月 28 日

前　言

　　《中医抗癌进行时——随王三虎教授临证日记》系列丛书已经出了四本。实践证明，这种内行不觉浅，外行不觉深，针对热点，实话实说，不拘一格，夹议夹叙的题材和风格符合现代读者的阅读兴趣和习惯，实实在在地给医者以启迪，给家属和患者以释疑解惑，而学术传承，培养新人则是不言而喻、水到渠成之事。

　　第5本和第6本日记，记载的是我2018年7月到2021年12月期间的抗癌故事。和2003年8月当初开始记载的内容相比，已经有了历史的沧桑。从当年用经方的战战兢兢，谨小慎微，到现在的深入浅出，得心应手，由青涩变为老到，不枉白了少年头。行医地域更加开阔，传承弟子不断增多，内容也更加精进。两年多时间，每月4天，在淄博矿业集团总医院和淄博市第四医院两个工作室门诊病房，连续工作。几乎同时，浙江台州黄岩中医院和黑龙江佳木斯市中医医院也开设了"王三虎经方抗癌工作室"，门诊查房，会诊讲学，师徒对话，不亦说乎。谁料疫情的突如其来，不得相继不中断业务。回想当年盛景，恍如昨日，感慨良多。欲得再续前缘，早已分身无术，难乎其难。好在有学员们写的日记，详实地记录了当时的多场情景。再看故事，尚能聊以自慰，也算不虚数行。值得一提的是，当我纯用中药海白冬合汤60剂，历经1年，使肺鳞癌的肿块消失的医案发表时，我大发感慨：我曾工作过近20年的广西柳州、浙江台州、青海西宁、黑龙江佳木斯以及今天主角所在地山东淄博，都连绵不绝地有

1

不同批次的患者"千万里追随着"，这是现代信息、交通、经济、观念改变的结果，也是中医的春天来了、经方的夏天来了的征象。

我在深圳市宝安区中医院流派工作室每月出诊 7 天，仍在一如既往地延续着，北京超岱中医研究院的诊疗工作顺利开展并扩大到四惠南区和北京精医和生中医门诊部。渭南中心医院名中医馆每月两天的门诊是我对家乡父老回报的场所和机会，必须坚持。西安多点执业更加宽泛。西安市中医医院国医馆，西安脑病医院，西安天颐堂中医院，西安秦华中医院，西安万全堂中医院外，挺进全国国医馆 20 强的西安益群国医堂更是我最早成立工作室的地方，本书中都有相关报道。如今读来，十分亲切。这就不得不感谢这本书撰写日记的作者们了。

本书日记由 32 位弟子分别记述，我呢，间或点评。最后由全国第七批全国老中医药专家学术经验继承工作继承人王欢、李兴国统一整理编集，理顺文字，这也是他们学术继承工作的一部分。值得提出的是，台州市黄岩区中医院沈王明院长既是强有力的领导者、组织者，更是身体力行的经方家。他以身作则，学习认真，组织了院内 30 余位医生学习且写成日记，几占本书作者的一半，内容呢，三分天下有其一。佳木斯市中医医院在朱广媛院长的带领下，也是将医院会议室当成了诊室和传承室，全院各科医师无论年资，座无虚席。尤其是黑龙江省青年名中医肿瘤科时桂华主任期期不落，详细记录，我也能实时讲解，师生同乐，其乐融融。或将誉之为中医传承新模式，尚不知读者诸君以为然否。

在本书面世之际，感谢中国中医出版社刘观涛主任以及诸多编辑，辛勤劳动，认真工作，使本书得以顺利出版。感谢原第四军医大学刘鉴汶教授画作，为本书增光添彩。

王三虎

2023 年 7 月 9 日 六十有六

于西安过半斋

目 录

1

2021年3月15日　星期一　沙尘暴

直肠腺癌欲保肛　三物黄芩理中汤

王三虎教授在北京三溪堂每月一天的出诊已经好多次了，我们"蹭网"旁听，近水楼台，得益良多。今天的一个复诊病例很有说服力。

白女士，83岁，北京人，2020年10月15日初诊。

主诉：便血1年，发热6个月，皮肤有红斑。

现病史：患者于2019年3月出现全身皮肤红斑伴瘙痒，夜晚加重，遂到北京中医药大学东直门医院皮肤科就诊，该院医师根据皮肤症状和化验结果，诊断为"红斑狼疮"，给予中药治疗。服药期间出现大便稀，两个月后出现大便带血，严重时曾有过"喷血"。自行停药后，大便仍不成形，便血减少，但时有下坠感，或者憋不住会拉裤子。一直未做特殊治疗。到2021年2月出现发热，体温波动在37.8℃～39.0℃，因疫情影响不敢就医，发热7天后自服退热片、连花清瘟颗粒，仍间断发热，持续到3月9日，出现体重减轻，食欲不佳，消瘦。家人带其到中日友好医院就诊，肠镜：直肠癌，距肛门口约7cm。肠镜病理：直肠腺癌。因患者年龄偏大，保肛手术比较困难，也不愿手术。在该院行4个疗程化疗，静脉药物不详，口服药为希罗达。

因其女儿在瑞士听过王三虎教授的讲课，2020年10月15日来北京三溪堂中医诊所求诊于王教授。当时情况：时有发热，最高39.0℃，可自行退热，皮肤瘙痒，口干，不喜饮水，胸闷，乏力，胃中寒凉，左侧牙痛，有时大便失控，大便不畅，时有便血。舌质红，舌苔花剥，脉细数。

辨病：直肠癌、肠风脏毒。

辨证：风入大肠，湿热成毒，气阴两伤，寒热胶结。

治法：祛风解毒，清理湿热，益气养阴，凉血止血，温阳止血。

处方：三物黄芩汤合理中汤加减。

用药：

生地黄60克　　黄芩12克　　苦参12克　　防风15克

枳实 30 克	白芷 12 克	细辛 6 克	石膏 30 克
干姜 12 克	人参 12 克	生白术 12 克	茯苓 12 克
甘草 10 克	柴胡 12 克	地榆 30 克	炒槐花 20 克
天花粉 20 克	肉桂 9 克	荆芥 15 克	

26 剂，每日 1 剂，水煎 400mL，分早晚服。

2020 年 11 月 15 日复诊，食欲较前改善，自觉比体力较前好转，大便坚，排便不畅。2020 年 10 月 28 日 MRI 提示：较 2020 年 7 月 7 日病灶缩小，大部分纤维化，骶前、宫颈后结节明显缩小。患者诉皮肤瘙痒上身减轻。刻诊：舌下静脉迂曲，右脉弦数，上方加大黄牡丹皮汤继续治疗。用药如下：

生地黄 60 克	黄芩 12 克	苦参 12 克	防风 15 克
枳实 30 克	石膏 30 克	干姜 6 克	人参 12 克
生白术 12 克	甘草 10 克	柴胡 12 克	生地榆 30 克
炒槐花 20 克	天花粉 20 克	肉桂 9 克	荆芥 15 克
枳壳 30 克	赤芍 50 克	大黄 12 克	牡丹皮 15 克
桃仁 20 克	芒硝 10 克	薤白 15 克	全瓜蒌 30 克
炒冬瓜仁 30 克			

26 剂，每日 1 剂，水煎服。

2021 年 3 月 15 日三诊，患者诉 2021 年 1 月 2 在中日友好医院行 PET-CT 检查提示：肿瘤明显缩小，周围转移淋巴结消失，化疗后部分代谢缓解。遂于 2021 年 2 月 23 日在该院手术切除，手术顺利，术后病理：未见癌细胞。

目前症状：大便 7 日未解，有便意，但解不出，胃脘、少腹及后腰部怕凉，喜用电热毯保暖，舌质红，苔黄，脉沉。大黄牡丹皮汤加肉苁蓉、制附子温阳通便。用药如下：

生地黄 60 克	黄芩 12 克	苦参 12 克	人参 12 克
生白术 12 克	甘草 10 克	枳壳 30 克	大黄 12 克
牡丹皮 15 克	桃仁 20 克	肉苁蓉 30 克	制黑附子 10 克

28 剂，每日 1 剂，水煎服。

（邵建涛　冷思敏）

王三虎教授点评：

进京赶考近两年，还算能蒙混过关。该患者诊断明确，为保肛先化疗加中药，结果天遂人愿不说，癌细胞也无踪影。加上以往的成功案例，积少成多，莫非皇天佑我！难能可贵的是连续几次的 PET-CT 检查就呈现出病灶渐次缩小乃至消失之象，标志着疗效的逐步显现。最后的活检不是空穴来风，真实可靠。

2021 年 3 月 19 日　星期五　晴

百合狐惑阴阳毒　一人多病不含糊

近日来师父对百合病、痰饮病又有许多心得，治疗了多例错综复杂的多系统疾病，在临床实践中的检验进一步印证了一位有情怀的大师揭示经典、善用经方的境界。然而《金匮要略》原文中祖师仲景是将百合、狐惑、阴阳毒三个病放在一起论述，光听病名都直觉得晦涩诡异，不要说古代注家，就是近现代医家也论述甚少。今天深圳一位患者引起了师父和弟子们的注意。看看师父又将带领我们揭开经典著作中哪些神秘的面纱。

患者马女士，47 岁，因"气短，颞胀七八年"来诊。主述：头蒙头晕，上楼气短明显。现健忘，颈项不适，连肩酸胀刺痛，多梦，梦中惊醒，口干，严重时黏合难分，饮水不解渴，口腔溃疡多发，腰胯酸胀连及腿部，夜甚，皮肤瘙痒，下肢尤甚，留有瘢痕，近一年瘙痒连头（不得已剃成光头）、耳、阴部，溃破流水渗出后痒减，有结黄痂。

下肢水肿时起时伏，持续三四天或五六天自行消退，眼干涩胀，莫名胃脘不适，呃逆反酸，汗多、恶风寒较前稍有好转，经期推迟或提前，这几年自觉眼前或床下有虫、鼠、蟒蛇等动物，颜色有时黑，有时白，有时红。午休过后疲惫更甚，不如不睡。二便可，纳眠一般，偶心烦。

查体：面黄，舌淡红苔薄，脉弱。

辨病：百合、狐惑、阴阳毒。

辨证：阴虚痰饮风毒。

治法：滋阴养心，辛开苦降，化痰解毒。

处方：百合地黄汤、甘草泻心汤、赤小豆当归散、升麻鳖甲汤加味。

用药：

百合 60 克	生地黄 60 克	炙甘草 10 克	姜半夏 10 克
黄连 10 克	黄芩 10 克	干姜 10 克	人参 10 克
大枣 30 克	赤小豆 30 克	当归 20 克	升麻 20 克
醋鳖甲 20 克	花椒 5 克		

5 剂，日 1 剂，水煎服，两次分服。

《金匮要略·百合狐惑阴阳毒病脉证治第三》开宗明义："百合病者，百脉一宗，悉致其病也。意欲食复不能食，常默默，欲卧不能卧，欲行不能行，饮食或有美时，或有不用闻食臭时，如寒无寒，如热无热，口苦，小便赤，诸药不能治，得药则剧吐利，如有神灵者，身形如和，其脉微数。"给出的主方条文就是："百合病不经吐下发汗，病形如初者，百合地黄汤主之。""狐惑之为病，状如伤寒，默默欲眠，目不得闭，卧起不安。蚀于喉为惑，蚀于阴为狐。不欲饮食，恶闻食臭，其面目乍赤、乍黑、乍白。蚀于上部则声喝，甘草泻心汤主之。病者脉数，无热，微烦，默默但欲卧，汗出。赤小豆当归散主之。""阳毒之为病，面赤斑斑如锦纹，咽喉痛，唾脓血……升麻鳖甲汤主之。阴毒之为病，面目青，身痛如被杖，咽喉痛……升麻鳖甲汤去雄黄、蜀椒主之。"

为什么张仲景把这三个病放一起呢？可见百合、狐惑、阴阳毒这三个病密切相关。师父率先揭示出百合病就是多系统疾病，当津液凝聚成痰饮的时候，就有阴虚的存在，津液缺乏严重时的表现就是百合病。当然这只是百合病的一个方面。患者口干严重时黏合难分，可见津液分布失常。狐惑病是什么呢？狐惑飘忽不定，捉摸不定，很是狐惑，如果说百合病是津液分布不均的话，狐惑就是风邪侵入，因风邪善变，扇风点火，风起云涌致使津液分布更加不均匀，这是百合病的病根。患者可见全身上下多处不适，时起时伏。阴阳毒，当诸多问题积累到一定程度时慢慢演变成毒，患者皮肤溃烂，算是成毒的表现。

（张　晓）

王三虎教授点评：

多年来，我们小看了百合病，简单地认为属于心肺阴虚的"神经症"。我在肿瘤临床首先发现，滑石代赭汤是胃癌晚期燥湿相混的代表方剂，其次发现百合滑石散是癌症发热的代表方剂，再次发现百合病就是癌症、糖尿病、高血压等慢性全身疾病的基础病。所以，从某种意义上说，百合病就是多系统疾病的一级病名，而癌症、糖尿病、高血压则是二级病名。

张仲景对百合病的描述抓住特征，如"饮食或有美时，或有不用闻食臭时"，已经对我在临床出奇制胜多有帮助，甚至可以说是"但见一证便是，不必悉具"。由此也可看出张仲景的原文多是临证实录，而不是想当然的推论。正因为如此，百合病的临床表现还有待我们观察总结。而狐惑病，以往我们只知道是口、眼、生殖器三联征，现在看来，病变范围要宽泛得多，而病机则是风邪入里、扰乱了多个组织器官的正常功能，症状的飘忽不定，犹如狐狸的出没无常，所以叫狐惑病。

而这三个病放在一起讲，实际上就像肿瘤是全身病变的局部反映一样，是说都是全身性的多系统疾病，而且由轻至重，相互关联，由初期到晚期，逐步加重。如果说百合病的病机是"燥湿相混"的话，狐惑病的病机就是"寒热错杂"，进一步发展，不管是向哪个方向发展，都胶结成毒了，或阴毒，或阳毒，总之名曰阴阳毒。不用升麻这味"解百毒"（《神农本草经》）的特效药不行了，甚至还要用雄黄："杀精物、恶鬼、邪气、百虫毒肿。"也只有这时用这种以毒解毒的药才能"胜五兵"（均为《神农本草经》语）。

百合、狐惑、阴阳毒也可以同时见于一人一时，百合地黄汤、甘草泻心汤、赤小豆当归散、升麻鳖甲汤也可以合方并用。今天这篇日记从临床实例的真实记录中就在这方面做了一些工作。《荀子·劝学》曰"不积跬步，无以至千里。不积小流，无以成江海"，让我们以张景岳"壁影萤光，能资志士，竹头木屑，曾利兵家"这句话共勉吧！

2021 年 3 月 20 日　星期六　晴

重返经典悟新篇　今是昨非入佳境

近日治一患者用吴茱萸汤，因药房麦冬缺货，就用了熟地黄代替，服用两日后，患者诉咽干，之前用温经汤未出现过此种情况。后来在经方临床群里，和一位同道讨论温经汤，讨论到这个情况，他说麦冬养胃之络，我说你说得很对，《神农本草经》上说麦门冬："味甘平，主心腹结气，伤中伤饱，胃络脉绝，羸瘦短气。久服轻身不老、不饥。"或可一解。

由此我想到，师公蒲辅周先生曾经说过，用吴茱萸一般要用大枣，不然容易出现不适，没有大枣，可以用红糖代替。温经汤中没有用大枣，是为什么呢？还没想明白。

跟随王三虎教授学习以后，因为王师重视研读《神农本草经》，在实际临床广泛应用《神农本草经》中记载的药物的功效治疗疾病，解读经方。受王师启发，我体悟到，要学好经方，就要把在大学里学习的《中药学》中的药物功效全部忘掉，重装知识系统，重装思维系统。我想只有这样才能更准确、更接近经方的原意，接近古人的原意，接近仲师的原意，才能真正理解经方、明白经方！

因为《神农本草经》中记述的很多药物的性味功效，后世的本草书中没有记载，也没有应用，但在实际临床中应用才发现，《神农本草经》中记载的药物的性味功效是十分精准有效的。

这个月我在北京跟诊，王师说：《神农本草经》中记载的药物的性味功效是十分朴实可靠的，尽管比较简单，言辞古奥，古人要表达的很多意思我们没有真正理解。比如"膏粱厚味，足生大丁"，这个"大"字，就可以理解为是严重、恶性，"大丁"就可以看成是恶性肿瘤一类的严重性疾病，以前却没能真正理解。又比如，《神农本草经》中有34味药记载能够治疗恶疮，这个"恶疮"现在看来，就是恶性肿瘤一类的恶性疾病。从实际的临床出发，才能真正读懂古人所讲的含义。不由得感叹——经典就是经典！《神农本草经》的分类也比现在《中药学》的药物的分类要科学，比如解表药，就一定主要是解表的作用吗？这样的分类方法，会影响、误导我们对药物功效的全面理解。

我也才慢慢明白前辈所言，理必《内经》，法必仲景，药必《神农本草经》！真是学拳容易，改拳难呀。要忘掉以前学习的东西，改变思想，真的很难，脑袋里时常在打架。

此时才觉得学医渐入佳境，有那种"觉今是而昨非"的透彻。

（张　强）

2021年3月21日　星期天　天气晴

湿热瘀血毒泛滥　四方合用眼界开

随着西医学诊断的精细化，患者和医生往往都会第一时间盯着病不放，特别是重大疾病，很多症状经常会被忽视，其内在深层次的病因病机也把握得不够准确。只满足于先入为主概念下的辨证用方，疗效自然是不尽如人意。

今天深圳一位胰腺癌患者给我们带来了一张考卷，期待师父从蛛丝马迹中抽丝剥茧，穿墙破壁，为患者开启希望之门。

徐先生，71岁。脐左腹痛1个月。刻诊：自述胰腺癌肝转移，症状以少腹满痛为主，发作时向上蔓延至胃脘，以左小腹胀痛为著，牵拉左腰部，查无明显压痛，无恶寒、身痛、身痒等症，无恶心呕吐，二便可，纳可，睡眠有时受腹痛影响。2021 年 3 月 19 日深圳市宝安区人民医院全腹部 CT 检查：胰腺尾部肿块 14mm×17mm，肝实质见多发类圆形低密度影 17mm×22mm，双肾多发小囊肿 6.1mm×8mm，胆管结石 5.5mm，前列腺后方多发低密度英 6.8mm×9.7mm，慢性萎缩性胃炎伴糜烂，多发肠息肉，升结肠直肠息肉样隆起 0.5cm×0.6cm 和 0.6cm×0.8cm。双肺感染。肿瘤标志物：CA125 254U/mL（0～35U/mL），癌胚抗原 6.88ng/mL（0～5ng/mL），CA199 大于 12000U/mL（0～37U/mL）。西医诊断：胰尾部胰腺癌并肝内多发转移，胆管结石，肾多发小囊肿，前列腺囊肿，多发结肠息肉。耳前面颊黑斑多发，精神气色可，舌暗红，苔黄厚腻，舌下脉粗，脉滑。

辨病：胰腺癌。

辨证：下焦湿热，瘀血阻滞，痰毒泛滥。

治则：清利湿热，活血化瘀，解毒化痰，辛开苦降。

处方：四妙散、抵当汤、升麻鳖甲汤、黄连汤化裁。

用药：

苍术 20 克	薏苡仁 40 克	牛膝 15 克	黄柏 10 克
厚朴 30 克	水蛭 10 克	丹参 30 克	桃仁 20 克
大黄 10 克	蜈蚣 2 条	升麻 30 克	鳖甲 20 克
黄连 10 克	干姜 10 克	半夏 10 克	桂枝 15 克
甘草 10 克	人参 15 克		

5 剂，日 1 剂，水煎服，两次分服。

这个病例给我不少疑问，师父一改往日黄连汤为主治疗胰腺癌的常规思路，对患者多发黑斑、囊肿、息肉、结石起了兴趣。师父认为，有诸内必形诸外，这是下焦瘀血向上扩散，所以虽然中焦出了问题，但病来自下焦。如果有外证，先以小柴胡汤解表，患者现在不恶寒，身不痒，关节不痛，外证已解，可下之，小便自利者，下血乃愈，抵当汤主之。下焦湿热四妙散，下焦蓄血抵当汤（没有虻虫用蜈蚣代替），上热下寒用黄连汤，消解阳毒升麻鳖甲汤。

（张　晓）

王三虎教授点评：

对于胰腺癌我依据"腹中痛，欲呕吐"的主症，辨为寒热胶结、以寒为主的黄连汤证，黄金昶教授以乌梅丸为主方的思路，我经常用在以腹泻为主症的情况下。《中医抗癌进行时 4——随王三虎教授临证日记》马宇、黄育浩在 2021 年 3 月 4 日记述了下焦瘀血导致肝癌的病例，我也做了点评。思路打开后，见解自然不同。近日深圳的病例证明胰腺癌也可由下焦瘀血而来。那么，下焦瘀血从何而来呢？风邪由表入里使然。不然，下焦瘀血证为什么要放在太阳病篇？

张仲景在《伤寒论》第 106 条明言"太阳病不解，热结膀胱……外解已，但少腹急结者，乃可攻之，宜桃核承气汤。"比较而言，《伤寒论》第 124 条："太阳病六七日，表证仍在，脉微而沉，反不结胸，其人发狂者，以热在下焦，少腹当硬满。小便自利者，下血乃愈。所以然者，以太阳随经，瘀热在里故也，抵当汤主之。"第 125 条："太阳病，身黄，脉沉结，少腹硬，小便不利者，为无血也；小便自利，其人如狂者，血证谛也，抵当汤主之。"可以看出，抵当汤的病变范围要大，病情要重。你想，从"膀胱"到少腹，从"少腹急结"到"热在下焦，少腹当硬满"，尤其是"身黄，脉沉结，少腹硬"，这不明摆着肝转移了。所以用药要狠，光大黄、桃仁不行，水蛭、虻虫必须用上。

在张晓昨日的日记中，我已经将百合狐惑阴阳毒辨在一个患者身上。阴阳毒实质上是多种疾病毒邪泛滥的严重阶段。张仲景言"面赤斑斑如锦纹"，我们以往多认为是红斑狼疮，西医也常说红斑狼疮是"系统性"，与仲景本意暗合。实际上许多肿瘤患者都有面部斑疹的表现，只是我们视而不见罢了。这几个月来，我发现多种癌症都可在一定阶段表现出面部斑疹或皮色改变，有暗红色，有鲜红色，有黑褐色，有青紫色，形状有条丝状，斑块状，结节状，有黑痣状。今天就能拿出 3 个癌症患者的面部不同斑疹照片示众，积少成多嘛。至于全身皮肤有关的情况，还有待同仁和我们以后逐步观察。

本案还可以看出，瘀血不是孤立的，可以和湿邪并见，湿热瘀血胶结，实在是难分难解了。在没有找到更合适的方法之前，我只能用笨办法，合方。

2021 年 3 月 24 日　星期三　晴

查房之中有讲演　在场医患同开颜

为什么临床上我们经常主张中西医结合？因为疾病是复杂的，只有用各家所长才不会贻误时机。可能大家都遇见过医院检查不出任何疾病但症状明显的患者，还有体检或者偶然检查出了病但根本没什么症状的患者。对于中医来说，只要诊断明确，多少都会有方法。今天到深圳市宝安区中医院肿瘤科查房，有位胃癌的患者，至今都想不明白自己怎么就得了这么重的病。因为还在进一步的检查中，肿瘤科目前也还没有治疗方案，所以才请师父会诊。线索极少，从何下手，且看师父精彩演绎。

邬先生，57 岁，胃镜活检确诊胃癌。主诉：嗳气，饭后痞满两个月。精神形体可，近两日入院体重还增加了 2 斤。望诊两目稍有黯黑。口不干，二便可，纳眠可，皮肤不痒，不恶风寒。平素身体无任何不适，无饮食作息等不良习惯。舌暗红，苔白中有小裂痕，脉滑。

病因不明确，西医的诊断就给中医提供了有利证据，像这样没有什么明显症状的患者，我们怎么能诊断出是重大疾病，当然严重的有胃反等症状，那不严重呢？所以西医的诊断是很有必要的。以前我们说"西医辨病，中医辨证"，但是对于这种没有明显不适的患者，中医如何辨证？不是简单地按脏腑辨证，按教材上写的辨，如果这样估计很多病辨不明白。

对于胃癌这个发病率居前列的疾病，师父多年来逐步理解了基本病机，就是寒热胶结，胃失和降，痰瘀互阻，燥湿相混。对寒热胶结问题的认识早，用半夏泻心汤加瓜蒌、瓦楞子、海螵蛸、浙贝母化痰散结，这是基本方，用了很多年。这几年又发现滑石代赭汤、百合滑石散既养阴又降胃气，滑石又利湿，这就等于把三个方子合在一起应用，以复杂对复杂。

师父接着侃侃而谈：半夏泻心汤解决寒热胶结的问题，滑石代赭汤张仲景用于百合病，我们把它用在这里。因为百合病就是多系统疾病，就是全身疾病的局部反映，燥湿相混就是全身疾病的基础，但是落实到局部，胃气上逆，用百合滑石代赭汤。我们以前治疗胃十二指肠溃疡的乌贝散，就是乌贼骨和浙贝母，这个方子出现才不到一百年，那个时候患胃溃疡的人多，乌贼骨治酸，一配浙贝母，都知道乌贝散治疗十二指肠溃疡，但作者是谁不知道。

我们现在用到这里，第一，此方确实可以治疗胃溃疡，第二，海螵蛸或者叫乌贼骨，本来就是软坚散结的药，另外浙贝母化痰，当然我们重点是学朱丹溪使用瓦楞子化痰、散结。姜半夏 15 克，人参 12 克，黄连 10 克，黄芩 10 克，干姜 10 克，这里黄连、黄芩、干姜同时用，辛开苦降，而且要用到这样的量，如果用到 1 克、2 克、3 克恐怕是不够的，实际上这么重的顽疾，辛开苦降是要有一定量的，至少治大病要这样。第三，黄连、黄芩本身就有抗肿瘤作用，比如说胃上多半有幽门螺杆菌，黄连就是治疗幽门螺杆菌的好药，《神农本草经》中 34 味治疗恶疮，黄芩就是其中之一。从这个意义上说黄芩就是广义的抗癌药，我们在方子的基础上用就更合适了。

至于大枣 30 克，炙甘草 10 克，百合 30 克，患者舌头上已经有了小裂痕了，不用不行，这就是仁者见仁、智者见智。一见舌上裂纹，我就知道这个病有阴虚的病机，阴虚往往是器质上病变，气虚多半是功能失调。所以寒热胶结，没有问能吃凉的还是热的，已经不需要问了，因为基本病机就是这样，可以有，也或许没那么明显，实际有没有寒热的表现，辛开苦降的思路都要有，因为恢复胃的正常升降功能就是很好的防癌抗癌的方向，而且这是直接升降的更高层次和有效补充。

其实，几乎每味药都是抗癌药。滑石 15 克，《神农本草经》讲滑石："荡胃中积聚寒热。"百合："利大小便，补中益气。"这都是《神农本草经》原文，当年我一看到张仲景滑石代赭汤，这不就是胃癌晚期的一个方子吗。加上代赭石15克，海螵蛸30克，浙贝母12克，瓦楞子30克，化痰散结活血。

师父接着说，黑龙江省佳木斯市有位胃癌患者，确诊胃癌后没见到我人，就从网上找到我治疗胃癌的处方，先吃了一年的药，见到我以后，虽有调整，但基本方不变，两年多过去了，现在人好好的。中医抗癌，有方就好办，中医讲理法方药，首先要有基本方，辨病条件下的辨证，我也辨证了，但是对于癌症，更多的还是辨病是关键，在辨病条件下选方用方，而不是简单的呃逆就降气，痞满就散积，而是在辨病条件下结合辨证给出方子，这是我们这么多年在临床中摸爬滚打总结出的经验。

师父讲演式的查房，不仅使我们在场的医生、学生如醍醐灌顶，也令患者及其家属信心满满，这不就是"攻城为下，攻心为上"吗。这不，家属当场表示她也要看师父门诊。

我总结了师父治疗胃癌的基本方：

姜半夏15克	人参12克	黄连10克	黄芩10克
干姜10克	大枣30克	炙甘草10克	百合30克
滑石15克	代赭石15克	海螵蛸30克	浙贝母12克
瓦楞子30克			

日1剂，水煎，两次分服。

（张　晓）

王三虎教授点评：

有人曾经说过"人类总得不断地总结经验，有所发现，有所发明，有所创造，有所前进"。张仲景提出胃反，迄今1800余年，历代经验不断增加。我就是站在前人的肩膀上看问题的。深圳市中医界孟庆春主任医师说得好，中医的创新要"经典著作有记述，历代医家有展开，临床应用有疗效，个人见解有新意"，让我们以这两句名言共勉吧。

补充：其后几次查房，改患者为中西医结合治疗，效果良好。

2021 年 4 月 2 日　星期五　晴

胃癌三年已经过　身体康复值得贺

几日的阴雨天气过去，今天早上的阳光显得格外温暖，同样给医院这个严肃的地方贴上暖色的背景。此时叫号进来的患者刚坐下，就说："王教授我来看你了，我现在感觉挺好，之前的一些小毛病，坚持吃你开的药，现在都有改善。都长肉了，体重有 105 斤，真的很开心。"

寻某，女，36 岁，西安人。胃癌术后 3 年，自诉从 2017 年开始，间歇性胃部疼痛，痛有定时，食后痛减。至 2018 年 2 月胃痛加重，饮食后不能缓解，于 2018 年 3 月行胃镜检查，确诊胃癌 Ⅲ 期。次月手术，胃大部分切除，随后进行化疗，化疗期间体重显著下降，手脚发黑。至第 4 次化疗，患者体重已由原来的 120 斤下降到 88 斤，虚弱严重。主管医生观察患者身体情况，恐患者不能再承受化疗副作用带来的伤害，建议中医中药治疗，并推荐患者找王教授就诊。

2018 年 6 月 4 日初诊，刻诊：纳可，眠可，大便不匀，便秘与便溏交替，小便可，咳嗽，黄绿痰，腰酸困，面黄，面斑。舌暗红，苔薄有瘀斑，脉数。处方：半夏泻心汤加味。

用药：

姜半夏颗粒 3 袋　　黄连颗粒 3 袋　　黄芩颗粒 1 袋　　党参颗粒 1 袋

生姜颗粒 1 袋　　　干姜颗粒 1 袋　　大枣颗粒 1 袋　　炙甘草颗粒 1 袋

红参颗粒 2 袋　　　枳实颗粒 2 袋　　煅瓦楞子颗粒 2 袋　浙贝母颗粒 2 袋

茜草颗粒 1 袋　　　瓜蒌颗粒 2 袋　　防风颗粒 1 袋　　炒蒺藜颗粒 2 袋

此后患者坚持服用王教授的中药，体重保持住了，食欲也渐渐好了，身体状况也能满足化疗的条件，服药期间完成了后续的化疗。前后坚持下来共完成 8 次化疗，实属不易。手术后遗症也是患者健康路上的一道坎，患者诉肠梗阻、肠粘连都在服用中药后得到显著效果。此次就诊，患者除了体重恢复以外，还有值得高兴的是睡眠质量提高，肤色恢复，之前阶段性失眠也困扰其许久。

最近一次复查胃镜：残胃术区吻合口有红色肉芽组织。刻诊：面部散在斑点，大便黏稠，小便可，纳可，眠可，舌红，苔薄白，脉数。处方：半夏泻心汤合滑石代赭汤加味。

用药：

红参片 12 克	陈皮 50 克	竹茹 20 克	炒蒺藜 20 克
炒紫苏子 12 克	麸炒枳实 15 克	厚朴 15 克	半夏 15 克
黄连 10 克	黄芩 12 克	苦参 12 克	大枣 30 克
炙甘草 10 克	干姜 6 克	百合 30 克	滑石 15 克
煅赭石 12 克	连翘 30 克	蒲公英 30 克	

（吴华生）

王三虎教授点评：

这是我印象很深的患者。由当初的弱不禁风，到现在的健康美丽，这是患者及其家属、西医、中医三方共赢的结果，让这种结果来得更多些吧！

2021 年 4 月 4 日　星期日　阴

三个都是脂肪瘤　同中有异显身手

师父在西安益群国医堂是有全天应诊日，加上上午没有看完的 6 个患者，到现在等候的已经 30 多位了。下午一开诊，患者们纷纷涌进了诊室，师父井然有序地认真诊治着每位患者，我等弟子们也在紧张地做着笔记，拍照每个患者的处方。师父在讲"阳毒之为病，面赤斑斑如锦纹，咽喉痛，唾脓血，五日可治，七日不可治，升麻鳖甲汤主之"的升麻鳖甲汤证，做详细的讲解和拓展应用思路，大家都听得全神贯注，津津有味。

突然，工作人员喊了"吴某"的名字，此时也打断了我听师父讲解的思路和注意力。我觉得很耳熟，这不是上个月来看多发性脂肪瘤的那个患者吗？他是有多发性脂肪瘤，全身多处都有，尤以前胸腹部较多，如葡萄和鸡蛋大小，甚为罕见，最令人值得赞赏的是他全身多发脂肪瘤，服师父中药近一月竟获良效，脂肪瘤已经变软了，自觉有松绑的感觉。

我翻阅师父上次用方（颗粒剂）：

苏子 30 克	炒莱菔子 30 克	炒芥子 30 克	炒僵蚕 10 克
炒蒺藜 20 克	柴胡 12 克	黄芩 12 克	姜半夏 20 克
生姜 12 克	大枣 30 克	党参 12 克	生石膏 30 克
黄连 12 克	连翘 15 克	土茯苓 30 克	桔梗 12 克
射干 12 克	炒牛蒡子 12 克		

27 剂。

今天复诊见：舌红，苔黄厚。师父在上方基础上加强了化痰清热、逐瘀透邪之力，具体方药（颗粒剂）：

苏子 30 克	炒莱菔子 30 克	炒芥子 30 克	炒僵蚕 10 克
炒蒺藜 30 克	柴胡 12 克	黄芩 12 克	姜半夏 12 克
生姜 12 克	大枣 30 克	党参 12 克	生石膏 60 克
黄连 12 克	连翘 15 克	土茯苓 30 克	桔梗 12 克
射干 128 克	炒牛蒡子 12 克	麻黄 10 克	胆南星 12 克
天竺黄 12 克			

27 剂。

我们还在匆忙记录着病程叙述和治疗细节，不想下一位也是脂肪瘤患者，术后八九年后复发，刻诊：皮下软组织大如拳头，质软，不红，无压痛，面红赤，有血丝，舌红，苔薄少，脉滑。师父辨证后处方用药：

玄参 30 克	生石膏 30 克	胆南星 15 克	升麻 15 克
醋鳖甲 10 克	炒芥子 40 克	炒莱菔子 30 克	炒僵蚕 15 克
炒蒺藜 30 克	姜半夏 30 克	茯苓 15 克	陈皮 15 克
瓜蒌 30 克	土贝母 30 克	生地黄 30 克	北柴胡 12 克
甘草 10 克	党参 10 克	苏子 30 克	炒苍术 15 克

栀子 10 克

师父用升麻鳖甲汤解阳毒，三子养亲汤宣发肺气、化饮行痰，小柴胡汤疏利三焦水道，和解表里，寒热并用，同时又加强了清热化痰、软坚散结、健脾祛风之力。如此用药，疗效可期。

紧接着又有一位韩先生，男，36岁，患有脂肪瘤。师父一见他就问：怎么样？他答：很好！很好！现在胃口好多了，睡眠也好多了，还有点怕冷，背痛。王教授你再给我加点药，把我的怕冷和背痛再给我治一下吧。师父幽默而自信地回答：没问题！我给你治，给你用脑子了嘛。翻见 2021 年 3 月 7号的方子是：

炒芥子 30 克	苏子 30 克	炒莱菔子 30 克	炒僵蚕 10 克
炒蒺藜 20 克	柴胡 12 克	黄芩 12 克	生姜 12 克
大枣 30 克	姜半夏 20 克	甘草 9 克	夏枯草 30 克
制首乌 15 克	杜仲 15 克	陈皮 30 克	竹茹 15 克

27 剂。

今日复诊，刻诊：脂肪瘤已变软，略微变小，梦多，背痛，怕冷，舌红，苔薄，脉滑。师父将上方作一调整如下（颗粒剂）：

炒芥子 30 克	紫苏子 30 克	炒莱菔子 30 克	炒僵蚕 10 克
炒蒺藜 30 克	北柴胡 10 克	黄芩 12 克	姜半夏 20 克
生姜 18 克	大枣 30 克	甘草 9 克	夏枯草 30 克
制首乌 15 克	防风 10 克	羌活 10 克	杜仲 15 克
陈皮 30 克	竹茹 15 克	麻黄 10 克	生石膏 30 克

27 剂。

按语：脂肪瘤，西医讲是脂肪堆积，脂肪代谢障碍，有单发和多发两种情况，生长在皮下肌外膜里之间，也可生长在椎管、颅腔、胸腹腔内等其他部位。其质软，色黄，因瘤体为脂肪组织，故称为脂肪瘤，多为良性，很少恶变，常被人忽略。中医称脂肪瘤为"脂瘤"，多与饮食不节或过食肥甘厚味有关，脾运水谷失调，痰湿内生日久化热成痰核，渐大成瘤；情绪内伤郁结伤脾，肝气郁结伤脾，中气虚弱、气虚痰凝或素体脾胃虚弱；病伤脾气升降失调，致生痰浊湿浊，上述原因皆为脾主肌肉和脾主运化功能失调，痰浊湿浊积聚于皮下肌外的半表半里之间，日久化热耗津成瘤，渐渐增大。

师父用三子养亲汤宣发肺气，化饮行痰，用小柴胡汤疏利三焦气血水道，和解表里，又有寒热并用之意，两方作为治疗脂肪瘤的基本方，又加强了清热化痰、软坚散结、活血祛瘀、健脾祛风透邪之法。根据每个人的症状不同进行辨病辨证精准加减用药，每收良效。

（吴华生）

王三虎教授点评：

多发性脂肪瘤，我曾在 2021 年 1 月 24 日公众号"王三虎"以"合阳人"笔名发表过"王三虎医话·脂肪瘤"一文，读者可以参考。

2021 年 4 月 4 日　星期日　阴

卵巢肿瘤不用愁　中西接力能解忧

今日同师父在西安益群国医堂出诊，师父的诊室在二楼楼梯旁最醒目的位置，此处候诊区座椅最多，人流密集，由于跟诊的弟子多，诊室也是最大的，办公桌是定制的特大号，可供十来个人同时办公。师父的患者来自五湖四海，每天门诊量在 80 人左右，病种以肿瘤患者居多，涉及全身各个系统的肿瘤，都能在师父的病例中出现。

肿瘤患者病情复杂，又涉及多系统、多器官的不同，使得临床思维跨越大，时而言表，时而谈里，燥湿相混，寒热胶结，跌宕起伏，好在师父常常是边开方边讲解，把方证、药证与条文相互联系，把繁杂的症状表现抽丝剥茧，逐层剖析，令我们在枯燥的条文当中找到了鲜活案例，我们常常是恍然大悟，豁然开朗。

桌子上排列整齐的挂号条在逐一减少，导诊医生叫号，69 号，刘某，一位老年女性坐到了师父的诊桌前，师父抬头一看，嘴角眉梢笑容浮现："怎么是你？好几年没见你了，你跑哪去了？"患者难掩心中喜悦，笑答："我好了，所以就不来了，这次是前几天，吃东西没注意，拉肚子了，现在还是有些不舒服，所以再找您调理一下。"

师父与患者的对话，勾起了我对这位患者过往经历的探知欲，仔细翻阅病例得知，患者于 2015 年 5 月确诊为卵巢低分化腺癌，行外科手术后进行化疗，在第一个化疗期结束后，便觉副作用难以忍受，找到师父寻求帮助，随后进行了化疗与中药同步的治疗方案，最终在中药的保驾护航当中，顺利地完成了 8 次的化疗。

卵巢低分化腺癌，是妇科肿瘤当中恶性程度较高的肿瘤之一。之所以称低分化，就是指病变组织的变异程度与正常组织的差别大，肿瘤细胞相对比较活跃，非常容易发生转移，治疗难度大，预后极差。观诊疗经过：2015 年 5 月 4 日～2018 年 1 月 10 处方如下，自第一诊 2015 年 5 月开始至 2018 年 1 月结束，3 年的治疗期间均是海茜汤合小柴胡汤为底方加减化裁：

海螵蛸 15 克	茜草 12 克	柴胡 12 克	黄芩 12 克
姜半夏 15 克	生地炭 30 克	夏枯草 30 克	鳖甲 30 克
生牡蛎 30 克	知母 12 克	当归 10 克	川芎 10 克
水红花子 12 克	红参 12 克	料姜石 30 克	炙甘草 12 克
地榆 30 克	香附 12 克	制首乌 30 克	

师父常说，小柴胡汤疏利三焦水道，符合妇科肿瘤的三焦水道不通证候，血水互结为患。海茜汤补肝肾，消癥瘕，散瘀血，除恶血，止血活血并用。加红参，养正气而不恋邪气，更有"人参抗癌论"之意；何首乌，补肝肾益精血；鳖甲、牡蛎，软坚散结；夏枯草，疏肝散结；当归、川芎，补血活血祛瘀；地榆，凉血止血，解毒，敛疮。用药如用兵，排兵布阵，环环相扣。既见树木，又见森林。对于一个恶性程度极高的妇科肿瘤，能有如此满意的疗效，不得不说是患者的幸运，同时也是中西医通力合作的结果。医生的天

职是治病救人，中西医各有所长，优势互补，服务于患者，乃医者之道也。

本次就诊，因饮食不节，而纳谷不适，望之有颧赤血丝，舌淡红，苔薄白。师父以半夏泻心汤加减，用药如下：

姜半夏 15 克	黄芩 12 克	黄连 6 克	干姜 12 克
生晒参 12 克	大枣 6 枚	甘草 10 克	升麻 15 克
鳖甲 15 克	当归 12 克	花椒 6 克	枳实 15 克
厚朴 15 克	鸡内金 15 克		

此诊师父改弦易辙，以半夏泻心汤辛开苦降，调畅气机。升麻鳖甲汤，清血中余毒，引邪外出。方从法出，法随证立，辨证与辨病同施。有话则长，无话则短。无数精彩医案，这只是冰山一角！

（刘雪峰）

刘雪峰简介：

毕业于齐齐哈尔医学院临床医学专业，从事西医临床工作十余年，后考取黑龙江中医药大学中西医结合专业，先后取得了执业医师资格证书（西医）、中西医结合执业医师资格证书、执业中药师资格证书，师从首都国医名师冯世纶教授，2019 年师从陕西、广西名中医王三虎教授，运用经方抗癌，深刻领悟师父提出的"燥湿相混致癌论""寒热胶结致癌论""人参抗癌论""肺癌可从肺痿论治""风邪入里成瘤说"等新论点。理论指导实践，边工作边学习，在行中知，在知中行，知行合一，不忘恩师教导，愿解一方疾苦！

2021 年 4 月 6 日　星期二　多云

胰癌手术风险大　中医接手疗效佳

今天上午，78 岁的陆女士落座后，她虽然身体清瘦，但精神气色谈吐如常人，师父开玩笑地说："你看你这哪像个患者呢？"一旁的女儿说："是啊，王教授，多亏了您，救了我妈的命，也救了我们一家！"

陆女士，乌鲁木齐人，去年6月起，出现两腿发抖，疲乏无力，不能走路，右胁下及中腹部胀满压痛，在西安市第三医院住院，诊断为"肝胆管扩张、胆管占位、壶腹肿瘤、胰腺占位、十二指肠肿瘤"，医生告知家属："手术范围大，风险等级高，仅次于肝移植的手术风险"。家属经过权衡，决定放弃手术，改中药治疗，故慕名求诊于我师，以图能有一线希望。

2020年9月1日初诊，刻诊：身抖腿软，气短乏力，食之无味，似饥非饥，食后胃腹胀痛，背凉怕冷，头晕心悸，颜面浮肿，口苦，口干，口臭，心下有振水音，舌暗红，苔黄腻，脉弦。有胃痛史16年，胃镜示：胆总管、胰头部胰管扩张、壶腹部约8.0mm×6.0mm占位、胆总管末端泥沙样结石。

辨病：痰饮病，证属：阳虚水泛，寒热错杂。方用真武汤、苓桂术甘汤、小柴胡汤、黄连汤合方加减，用药：

附子18克	茯苓30克	白术15克	白芍15克
桂枝12克	甘草10克	柴胡15克	黄芩12克
苏子30克	人参12克	威灵仙30克	瓦楞子30克
枳实15克	厚朴15克	穿山甲10克	鸡内金15克
金钱草30克	黄连12克	干姜10克	大枣30克

上方加减进退，服药至2021年1月5日九诊：诸症大减，精神佳，气力增，怕冷背凉、头晕心悸、颜面浮肿已解，仍有腿抖，食多则胃痛，食油腻则腹痛腹泻，目干，鼻干，口干，口苦，背痒，流泪，舌红苔黄，脉弦。此属寒饮已退，阴虚显现，以苓桂术甘汤、黄连汤、百合地黄汤、大补阴丸加减：

茯苓50克	桂枝15克	白术18克	炙甘草12克
干姜18克	黄芩12克	人参15克	百合30克
生地黄30克	龟甲20克	杜仲15克	黄柏12克
薏苡仁30克	穿山甲10克	鸡内金30克	蒺藜30克
菊花20克			

2021年4月6日第十二诊：口干、鼻干已，精神状态大为好转，有小腹胀，大便不畅，仍有腿抖，口苦，舌淡红，苔薄，脉缓。服药7个月，肿瘤治疗已取得间断性胜利，针对腿抖从风邪论治，遂转方以小续命汤加味。

体会：经方治病是依据症状反应进行辨证，求得方证对应而治愈疾病，治疗肿瘤也是如此。"心下悸，头眩，身眴动，振振欲擗地者，真武汤主之""百合病者，百脉一宗，悉致其病也""伤寒，胸中有热，胃中有邪气，腹中痛，欲呕吐者，黄连汤主之"。我师王三虎教授通过对经典不懈的探求和多年临床实践的经验，进行了高度概括总结："痰饮水湿是肿瘤致病因素""百合病是肿瘤的多系统疾病""黄连汤是胰腺癌的'靶向药'"……这些金句在本案中体现得淋漓尽致，燥湿相混致癌论、寒热胶结致癌论、人参抗癌论贯穿始终。在治疗这样重大疑难疾病中，将上方合方应用，虽然是无奈之举，也恰是高明之处。我们治疗肿瘤，并不是大兵压境、大水漫灌、以毒攻毒，而是准确辨病辨证，一把钥匙开一把锁，才能打开经方抗癌这扇大门。

（王红兵）

王红兵简介：

执业医师，毕业于山西中医药大学。山西省晋城市城区德易堂中医诊所负责人。师从于首都国医名师冯世纶教授。2019年师从于广西、陕西名中医王三虎教授，运用"风邪入里成瘤说""燥湿相混致癌论""寒热胶结致癌论"等新理论指导临床经方抗癌。

2021年4月7日　星期三　晴
百合狐惑阴阳毒　防癌抗癌新思路

2021年4月7日下午，同恩师王三虎教授在西安市天颐堂中医院出诊。接近下班的时候，门外候诊区仍有患者待诊。下一位李某，随着医助的叫号，一位中年男子坐到了王教授诊桌前，恩师面带微笑问道："吃了药怎么样？"患者抑制不住内心的喜悦："王教授，我吃了你的药后，腹痛腹胀都减轻了，现在有时乏力，腹泻，其他没有明显的不适了。"

看着患者眼熟，我接过病例，问："你是前段时间脸上长血管痣的患者吗？"答曰"是的"。"那你脸上的血管痣怎么不见了呢？"患者高兴地说："吃了王教授的药，一个多月后就慢慢消失了！"恩师的药就是这么神奇，跟诊恩师常常看到奇迹的发生！幸亏我当时拍下了血管痣照片为证。恩师对在场跟诊的多位弟子们说："你们看，这位患者又是一个阴阳毒案例。"

近日恩师几次在讲《金匮要略·百合狐惑阴阳毒病脉证治第三》，我们总结百合狐惑阴阳毒病发特征以后，越来越发现癌症患者中百合狐惑阴阳毒病都非常频繁地出现，实际上这是多系统疾病发展到一定阶段的产物，不是说百合病就是癌症，狐惑病就是癌症，阴阳毒就是癌症，但是它们就是癌症的基础病，先师张仲景把这三个病放在一起，说明它们是密切联系的。"面赤斑斑如锦纹"我们以前就局限在"面赤斑斑"这句话上，现在通过临床观察，越来越感觉到不是只有"面赤斑斑"，我们发现不仅是斑斑，还可以是红痣、面赤如醉、面部灰黑斑，还可以是多种形式的，不仅是面部的，还可以是全身的，四肢手脚，皮肤上出现痣、丘疹、斑疹甚至外阴部湿疹样改变，就是阴阳毒的表现，在肿瘤患者中常见。眼前这位患者多种疾病于一身，自然引起了我格外的关注。今天是患者第三次就诊。

李某，男，58岁，西安人，2020年11月6日初诊于王教授处。主诉：肝癌术后1年3个月，头面部红痣3个月，乙肝20年。病史：查胃时发现肝占位，2019年6月于某医院行肝脏部分切除术后，7月行肝动脉DSA栓塞术。化疗6次。2019年3月复查CT，提示双肺转移瘤，口服索拉菲尼抗肿瘤治疗。2020年4月肝内新增病灶，再次行肝动脉DSA+灌注栓塞术。术后更换靶向药物为瑞戈非尼抗肿瘤治疗。2020年5月、8月分别联合卡瑞利珠单抗免疫治疗。

西医主要诊断：肝癌综合治疗术后、双肺转移瘤、甲状腺癌术后、右侧肾上腺转移瘤、门脉高压症、乙肝肝硬失代偿期、肝囊肿、右肾结石。刻诊：自诉服用靶向药物后出现毛细血管增生，面部散在红色痣，大如绿豆，小如米粒儿，痛，痒，手足脱皮溃烂3个月，阴囊潮湿4个月，大便正常，上腹痛，痛无定处，反酸，口干，口苦，口渴，偶咳，咳白黄痰，气短胸痛，乏力。舌红，苔白腻，脉滑。

辨病：肝癌。

辨证：血中热毒。

病机：湿热熏蒸、血中热毒外溢。

治以升麻鳖甲汤、白虎汤、犀角地黄汤、三物黄芩汤加减。

用药：

水牛角 40 克	紫草 15 克	大青叶 30 克	连翘 30 克
升麻 30 克	地黄 60 克	赤芍 30 克	牡丹皮 15 克
当归 10 克	姜半夏 20 克	土茯苓 30 克	滑石 15 克
薄荷 15 克	黄芩 20 克	苦参 15 克	白芷 12 克
石膏 60 克	知母 12 克	夏枯草 30 克	败酱草 30 克
青蒿 12 克	鳖甲 20 克	地骨皮 12 克	

30 剂，水煎服，每日 2 次。

2021 年 3 月 3 日二诊，患者自诉吃王教授开的中药一个多月后头面部血管痣已经消退，后因肝病在医院住院介入治疗，未能来王教授处就诊。这次是来看肝病的，刻诊：右胁下痛，睡眠差，口干，食后胃胀痛，舌红少苔，脉弦细。治以小柴胡汤、百合地黄汤、百合滑石散加减。

用药：

柴胡 15 克	玄参 15 克	石斛 15 克	白芍 15 克
当归 15 克	生地黄 50 克	延胡索 15 克	地耳草 15 克
炒蒺藜 15 克	鳖甲 20 克	滑石 10 克	蜜百合 50 克
天花粉 30 克	炒川楝子 12 克	炒白术 12 克	

30 剂，水煎服，每日 2 次。

西黄丸 10 盒

2021 年 4 月 7 日三诊，患者头面部血管痣全部消退，腹痛腹胀明显减轻，乏力，腹泻，舌红，苔薄白，脉滑。给予小柴胡汤、四君子汤。

用药：

柴胡 10 克	生黄芩 10 克	姜半夏 10 克	生晒参 10 克
干姜 10 克	大枣 30 克	炙甘草 10 克	煅牡蛎 10 克
生白术 10 克	茯苓 10 克	山药 20 克	生薏苡仁 30 克

20 剂，水煎服，每日 2 次。

按语：本案一诊，患者湿热熏蒸、血分热毒外溢，病涉阴阳毒。患者血管痣多发于面部，面部为足阳明经循行部位，故首选阳明经证主方白虎汤，清热生津。叶天士说："入血就恐耗血动血，直须凉血散血。"故选用犀角地黄汤。阴阳毒之阳毒发病首选升麻鳖甲汤，清热解毒、行血散瘀。三物黄芩汤是恩师"燥湿相混致癌论"治大肠癌的主方，有清热滋阴、燥湿解毒之功效。这里考虑患者阴囊潮湿，加青蒿、鳖甲养阴透热。全方具有清热解毒、凉血散瘀、养阴清热、燥湿解毒作用。立方严谨，组方灵活，可见恩师深厚的中医功底，临床自然效如桴鼓。

二诊患者有小柴胡汤证，还有百合病，小柴胡汤是恩师治疗早期肝癌的主方，百合地黄汤是百合病专方，百合滑石散是治疗癌症发热的代表方，恩师三方合用，具有寒热并用、补泻兼施、通利三焦、疏肝解郁、养阴清热、补益心肺、清热利尿作用。三诊考虑的是患者肝郁脾虚、湿热蕴结，枢机不利，故用小柴胡汤合四君子汤加薏苡仁、山药、煅牡蛎疏利肝胆、健脾利湿、收敛固涩、软坚散结。

现在学习《金匮要略》，觉得百合、狐惑、阴阳毒是不是不常见啊？带着问题我查阅了有关资料，其中清代名医陈修园，在《金匮要略浅注》中《百合狐惑阴阳毒病脉证治第三》对百合病有这样一句评价："此病最多，医者不识耳。"振聋发聩！我看到这里，感觉发现了金钥匙，百合病患者多了，只是医生没有想到而已。

百合病就在我们身边，百合病就是"百脉一宗，悉致其病""悲哀愁忧则心动，心动则五脏六腑皆摇"，百脉俱受其累，症状百出。只是我们没有意识到。百合病的"常默默，欲卧不能卧，欲眠不能眠"，进一步发展为"默默欲眠、目不能闭，卧起不安"睡眠情志病加重；百合病的"意欲食复不能食……饮食或有美时，或有不用闻食臭时"发展到"不欲饮食，恶闻食臭"，脾胃病加重；从百合的"如寒无寒，如热无热"发展为"乍热、乍寒、乍白"，最后到了寒热错杂的地步。

狐惑病，是从百合病发展而致，蚀于喉为惑，蚀于阴为狐。狐惑病发展就有阴阳毒。现在许多慢性病，如糖尿病、高血压、肿瘤等，从发现到发展经历的是漫长过程，常常多系统多脏器受损，这类疾病往往与先师张仲景讲的"百合狐惑阴阳毒"相关，既然百合病是癌症基础病，临床只要有百合病症状，就可以参考百合病治疗，这是恩师这几年的新发现。百合狐惑阴阳毒符合恩师独创的"燥湿相混致癌论""寒热胶结致癌论""风邪入里成瘤说"。癌症如此，许多慢性病、大病亦如此。只有重视基础疾病的治疗，中医抗癌之路才会越走越宽广。

（刘　颖）

2021 年 4 月 28 日　星期三　晴

肺结节是常见病　活用经方很有用

肺小结节影是影像学的一个表现，为小的局灶性类圆形，影像学的表现是密度增高的阴影，可以单发，也可以多发，不伴肺不张、肺门肿大和胸腔积液。它不是一个疾病的名称，而是影像学术语，可以对应不同的疾病。良性的如炎症、结核、霉菌、亚段肺不张、出血等，恶性的则可能是原发性肺癌或肺内转移癌。

近年来随着大众健康意识的提高，定期参加健康体检已成为普遍需求，而低剂量螺旋 CT 则成为重点检查项目。据我国 2015 年 8 月～ 2016 年 7 月对健康体检人群的调查统计，肺结节的检出率在 16.9%。相对于这么高的检出率，西医对于检出的肺结节所采取的措施有限，大多是定期复查 CT，根据复查的结果决定下一步的诊疗措施。而王三虎老师在中医经方治疗肺结节方面有自己的独到理论依据和丰富的临床经验，用药精准，疗效确切。下面分享一例病案。

就诊日期：2021 年 1 月 25 日。

陶某，女，69 岁。

主诉：体检发现肺结节一月余。

现病史：患者于 1 个月前体检时发现肺部结节（台州市第一人民医院肺部 CT 平扫：右肺结节 7mm），口干，无咳嗽咳痰，无胸痛咯血。有过敏性鼻炎史 60 余年，遇寒流清涕、打喷嚏。糖尿病史 6 年，口服降糖药，血糖控制好。心电图 T 波改变 4 年余。眠可，纳佳，舌红，苔薄，脉弦。

辨病：肺痿。

辨证：寒热胶结，燥湿相混。

处方：小青龙加石膏汤合海白冬合汤合瓜蒌薤白半夏汤加减。

用药：

麻黄 10 克	桂枝 10 克	干姜 10 克	细辛 6 克
五味子 10 克	姜半夏 15 克	白芍 15 克	甘草 10 克
石膏 40 克	瓜蒌 30 克	葛根 30 克	薤白 15 克
厚朴 30 克	黄连 10 克	生地黄 30 克	海浮石 30 克
白英 30 克	麦冬 30 克	百合 30 克	

患者共服用上药 24 剂，口干缓解，遇寒流清涕、打喷嚏减轻。3 个月后至台州市第一人民医院再次复查肺部 CT：两肺未见明细异常。肺结节已消失，疗效显著。

本例患者诊断为肺痿，有其发病基础。《金匮要略·肺痿肺痈咳嗽上气病脉证治第七》："问曰：热在上焦者，因咳为肺痿。肺痿之病何从得之？师曰：或从汗出，或从呕吐，或从消渴，小便利数，或从便难，又被快药下利，重亡津液，故得之。"患者有消渴病史，津液耗伤，燥热渐生，热熏上焦，日久发为肺痿，发病机理与经典吻合。

患者又有过敏性鼻炎史多年，每遇风寒易流清涕、打喷嚏。风寒从口鼻而入，肺脏首当其冲。所以患者上焦既有寒象，又有热象，寒热胶结，此为结节成因之一。其二，患者素患消渴，阴虚燥热，津液耗损不能上承而口干，组织缺乏濡润而燥热。另一方面，患者遇风寒易流清涕打喷嚏，此为风寒束表，气化失司，津液不循常道，蓄积停留而成痰湿，燥热与痰湿相混，此为结节成因之二。

此例患者使用小青龙加石膏汤外解表寒，内清里热，海白冬合汤合瓜蒌薤白半夏汤养阴润燥，化痰祛湿。同时加用厚朴化解痰气凝结，分化瓦解结节，也暗合了厚朴麻黄汤之意（去了杏仁、小麦二药）。

厚朴麻黄汤为王三虎教授治疗肺结节的常用方，该方以厚朴降肺气，化痰散结，为君药，麻黄解表寒，石膏清里热，为臣药，半夏化痰并助厚朴降肺气平喘，干姜、细辛、五味子通降肺气，为佐药。此方多用于治疗表寒内热、肺气上逆型肺结节或肺肿瘤。本例以小青龙加石膏汤合海白冬合汤合瓜蒌薤白半夏汤加减，分别针对寒热胶结、燥湿相混的结节成因，病机清晰，选方准确，用药精炼，效如桴鼓。

（曹彬彬　中西医结合主治医师 台州市黄岩区中医院）

2021 年 4 月 29 日　星期四　小雨

不思而得悟中妙　经方活用又一招

如果说医生对一病一症一方一药开始逐步由繁入简，由深入浅，还能出神入化、效如桴鼓的境界叫炉火纯青的话，师父近日在深圳市宝安区中医院对升麻鳖甲汤的应用，很值得大家领略和领悟一番。

张女士，37 岁，2020 年 6 月 14 日因"失眠、四肢燥热"来诊。

主诉：头重头蒙，乏力，没精神，口中渴并灼热感，四肢热甚，两目干涩，少腹冷痛，经后发热，记忆力减退。眠差，纳可，便可。B 超提示肝血管瘤，舌淡红，苔薄，脉右寸涩、关尺沉，左脉细。

辨病：肝血管瘤。

辨证：血热血瘀，气血不和。

治则：凉血活血，行气解郁。

处方：犀角地黄汤、丹栀逍遥散加减。

用药：

水牛角 30 克	生地黄 30 克	牡丹皮 15 克	赤芍 15 克
炒王不留行 30 克	丹参 20 克	川楝子 10 克	天花粉 20 克
瞿麦 20 克	麸炒苍术 10 克	川芎 10 克	栀子 10 克
炒六神曲 10 克	醋香附 10 克		

7 剂，日 1 剂，水煎服，两次分服。

2020 年 6 月 20 日复诊：主述睡眠好转，精神饱满，头重头蒙缓解，口中渴、灼热感减轻，但仍四肢燥热，小腿腹甚。复诊上方加土茯苓 30 克，薏苡仁 30 克。共 7 剂，日 1 剂，水煎服，两次分服。

该患者除了身体有以上各种症状外，应该是有比较罕见的敏感体质和性格，所以每次服药后身体都会发生变化，复诊时她的描述也是无比细致，因为她对药非常敏感。治疗过程中，各种症状也就不同程度地慢慢缓解和消失了，其间的处方也是根据情况随症加减，在此不一一列举。

转瞬到了 2021 年 4 月 20 日，该患者第十五次就诊，她首先感谢师父将近一年的耐心倾听和诊治，使她身体各方面症状大为缓解，身心愉悦，十分感谢。但是半月前热复如一年前，四肢燥热，冲凉和吹空调仍不解肌肉中热，皮下起红疹，遇风寒热痒，喜咸，喉干。舌淡红，苔黏腻，脉弱。眉头紧锁、一脸愁容，可知她那一刻的心情。

印象中该患者一直是各种热，手足掌热，经后发热，口中灼热，四肢燥热，现在热复如一年前，着实让人头大。师父稍加思索，信心十足地说"这次我给你换方子，就五味药，你去吃"。一看师父开的升麻鳖甲汤：

升麻 30 克　　　醋鳖甲 10 克　　　当归 15 克　　　甘草 10 克

花椒 5 克

7 剂，日 1 剂，水煎服，两次分服。

今日患者又来了，满面春风、喜形于色，我知道肯定效果非常好。她说从 25 号起热透于外，风吹皮肤的凉爽畅快感又回来了，如今几近正常，精力饱满，心旷神怡，笼罩了她一年多的各种不适和燥热终于云开雾散，非常感谢师父妙手回春。

升麻鳖甲汤见于《金匮要略·百合狐惑阴阳毒病脉证治第三》："阳毒之为病，面赤斑斑如锦纹，咽喉痛，唾脓血。五日可治，七日不可治，升麻鳖甲汤主之。阴毒之为病，面目青，身痛如被杖，咽喉痛。五日可治，七日不可治，升麻鳖甲汤去雄黄、蜀椒主之。"

师父看得出我并不能完全理解这个方怎么就如此神效。解释说："升麻鳖甲汤凉血解毒，活血化瘀，疗外感时瘟疫毒、营血壅滞所致面赤斑斑如锦纹，身体肌肉关节疼痛或发热疹出。《神农本草经》说升麻味苦、气平，微寒，浮而升，阳也，主解百毒。升麻既能解百毒，又有透散作用，升而散之，散肌肤之邪热。不用升麻简直是浪费，张仲景两次用升麻，一是升麻鳖甲汤（阴阳毒），二是麻黄升麻汤（厥阴病）。

那么鳖甲善引药深入，能除痨瘦骨蒸并温疟、往来寒热。鳖性善藏，凡有小隙用甲钻入，它就有本事把药性运到战场，在运动中消灭敌人。当归活血养血，甘草也解百毒，花椒很有意思，阳气积聚之为热，花椒就能驱散这热邪，当然也能驱散风邪、寒邪。你看这几个药通力合作，一起把热赶出去了。虽然表面上看不出是阴阳毒，但津液分布异常是否会引起发热呢？最近有一篇医话《津液分布异常与百合狐惑阴阳毒》可以看看。如果这个病发病率低，张仲景能在第三章就讲？陈修园也说这个病很常见，而我们现在几乎忘了。"

旧书不厌百回读，至理须从万事经。别看师父几句话轻描淡写，若风吹云的疗效和底气是一代大师一以贯之在临床钻研几十年的经验和心血！

（张　晓）

王三虎教授点评：

当我从麻黄升麻汤、升麻鳖甲汤中对升麻的解毒作用有深刻理解时，我甚至觉得补中益气汤中的升麻不一定起升提作用，而是制约补药之温，说到升麻就是升？现在看来，升麻鳖甲汤用鳖甲引药深入，达到最深层次的病灶乃至骨髓，再用升麻的升透作用"引蛇出洞"，在运动中打歼灭战，"解百毒"。

方中雄黄因为有毒，故使用不太常见，上方也就随俗为变，没有使用。但是有位跟了我两年多的甲状腺癌多发转移患者，我上个月一反常态给他用的纯粹是升麻鳖甲汤，每天用1克雄黄。这个月患者来了以后不但没有任何不适，而且气色渐佳，并能感到肚子饿了，想吃饭了。这次加雄黄到每天1.5克，这才符合仲景原方"半两"的现代用量。

《中庸》说"诚者，不勉而中，不思而得"，本意就是在有些情况下，甚至精妙之处并不是苦思冥想出来的，而是一种顿悟。我用升麻鳖甲汤于肝血管瘤发热患者就是一种顿悟。如实说来，并不是轻视刻苦学习，深入思考，而是实话实说。这是学识阅历到一定阶段的结果，得意忘形或许就是这种情况。要在这里郑重声明的是，尽管上述《中庸》原文后面还有"从容中道，圣人也"一语，我绝对不敢比贤比圣。但圣人也是人，圣人是大海，我就是一滴水嘛，但都感受到"从容中道"这个非凡境界。让这种灵感顿悟来得更多一些吧！

不为我，为的是芸芸众生。比如说，我1988年硕士论文就是《结胸病研究》，解决了"结胸病就是超出了一个脏器的疾病"这个根本问题。但经过20多年的积累，在肿瘤临床看到学生拿的《伤寒论》正好翻在结胸病那几条时，顿悟，得出"结胸病就是恶性肿瘤的胸腹部转移"这一论点，先后在"肿瘤阳光论坛微信群"、《健康报》发表，临床上也得到了验证。

补充：张女士，2021年5月20日第十七诊：服药21剂，汗出特别通畅，热退七八成，偶有闷热，这个月已不畏光，思路特别敏捷，脑力速度很快，一目十行。新出现：腹撑胀，便秘（由以前的烧焦状变为黏腻状，程度上也减轻好多）。肝血管瘤变化不大，诸多症状消失不少。守方再进。

2021 年 5 月 2 日　星期日　晴

风邪入里成瘤说　临床所见特别多

今日于西安益群国医堂随师父出诊，看到一例患者，突发感想良多。自学习肿瘤的诊治以来，一直觉得教科书上关于肿瘤的病因病机写得乏善可陈，直至在西安跟诊的这一年，我切实感受到了师父多年前提出的"风邪入里成瘤"学说，是多么得切合实际、符合临床，特写此案例供大家探讨。

任女士，37 岁，子宫内膜癌术后 2 年。刻诊：面黄，乏力，双颧骨处有红血丝，后背有皮炎，皮肤散在脓疮，头皮痒，面部痒，汗出，恶风寒，背凉，下肢凉，经常口干，一直喝水还是干，耳鸣，头抖，胃反酸，腹胀，大便次数多。西医胃镜检查：Barrett 食管，胃底腺息肉。7 年前腿痛起病，发现血管炎，行激素治疗，之后不久又因阴道出血发现子宫内膜癌，行手术治疗。舌红、苔白、脉弦。

辨病：百合、狐惑、阴阳毒。

辨证：风邪入里成毒。

处方：百合地黄汤、半夏泻心汤、升麻鳖甲汤加减。

用药：

姜半夏 12 克	黄连 10 克	黄芩 12 克	干姜 12 克
党参 15 克	大枣 6 枚	百合 50 克	生地黄 50 克
升麻 20 克	醋鳖甲 15 克	当归 15 克	甘草 10 克
花椒 5 克	防风 12 克	蒲公英 30 克	连翘 30 克
石膏 30 克	白芷 12 克	女贞子 12 克	墨旱莲 12 克

30 剂。

师父解释：①风入血脉导致水液代谢障碍，口干口渴，则是百合病的表现。②风入九窍则为"狐惑"，阴道出血即是狐惑的表现。③日久积累，风入血脉、骨髓，则双颧骨血丝，以后得的子宫内膜癌即是阴阳毒的表现。

关于百合、狐惑、阴阳毒，师父于5月1日在公众号发表的《王三虎医话·津液分布异常与百合狐惑阴阳毒病》文章中详细阐述了观点，读者朋友们可以前去认真拜读。我想说的是，从此案可以看出风邪入里的几个特点：①痒。肿瘤患者常常伴有皮肤瘙痒，大多数患者先有皮肤痒，或者顽固皮肤病，长期不愈，最后检查得肿瘤或者癌。②恶风寒，多汗。《伤寒论》太阳中风第一个方子桂枝汤，就是发热，汗出，恶风，恶寒。再次印证了陈修园说的"人始病，首中风"，而现实当中很少有医生能真正重视风对人体的伤害。③疼痛。案前期是腿痛起病，纵观肿瘤患者的疼痛，除了肿瘤本身对脏器的压迫之外，多数都是风邪所致，除了痛无定处之外，且都是受凉，受风后疼痛加重，而中药能够起到治疗作用又止痛，如麻黄、细辛、延胡索、徐长卿、桂枝、曼陀罗花、花椒、川乌、草乌等，无一例外都是温热药，且都有祛风、祛邪作用，当然也有少数因热因堵塞致痛，需要用大黄、芒硝等苦寒之品。④皮肤颜色的改变。如面色赤、面斑，面色赤也是风邪的表现，在《金匮要略·脏腑经络先后病脉证第一》有"色赤为风"之说，近来当师父展开讲《金匮要略·百合狐惑阴阳毒病脉证治第三》后发现肿瘤患者面部黑斑、老年斑其实就是风邪入骨髓后阳毒的外在皮肤表现。

风邪入里成瘤学说，师父很早就已经提出了，且有多角度阐述，现在看来实在是发人深省。到了夏天，我想呼吁大家，少吹空调，多出出汗，给身体一个排毒的机会，这也是治未病了吧。有人说，"好的文章就是，人人心中所有，人人笔下所无"。师父日日临床，手不释卷，学识阅历到现阶段时常有顿悟，现场教学，生动异常，每次来西安跟诊我都觉得特别带劲儿，有如此师父，我们做徒弟的实在太幸福了。很庆幸我能在身旁聆听，并且记述下来。

（岳　元）

2021 年 5 月 7 日　星期五　晴

无独有偶黄龙汤　力挽狂澜不慌张

今日我在西安市中医医院跟诊，如往常一样，最为忙碌，患者多，连轴转，无半点空暇。其间一众人推着轮椅进诊室，轮椅上坐着一老太太，神情轻松，陪伴之人好像有点面熟，此时师父跟我们说，这是那位病房的肠梗阻患者。猛然记起，5 月 4 日在"广行中医"中午刚忙完，还来不及吃午饭就随师父被接到中医医院住院部。

患者刘老太，80 多岁，胆管癌并发肠梗阻。患者躺在病床上，腹部鼓包，其形如鼓，不断呻吟，几日不大便，不能食，呕逆不断，腹胀难受。脉滑，舌红苔少。师父当下认为应予大柴胡汤与橘皮竹茹汤加减，即用药：

陈皮 50 克	竹茹 20 克	大黄 15 克	芒硝 10 克
枳实 30 克	厚朴 30 克	人参 12 克	柴胡 12 克
甘草 9 克	桔梗 9 克	当归 15 克	玄参 15 克
生姜 18 克	姜半夏 18 克		

3 剂

实际开出的方准确地说是橘皮竹茹汤与黄龙汤的一个合方，黄龙汤为大承气汤的系列变方，在厚朴、枳实、大黄、芒硝基础上加了当归、人参、桔梗。纵然如此，整个方也是以峻下通利为主导，大黄 15 克、芒硝 10 克对于一个八十多岁的老太来说不谓不猛。看师父气定神闲，胸有成竹，也曾多次见师父在危重之际，雷霆手段力挽狂澜，并未觉得惊讶。师父常讲，峻猛之剂的使用完全在于患者的病势，"有病病受之，无病人受之"，关键在于判断的准确。

第二日结束一整天的工作，在下班途中，师父收到老太太女儿发来的短信，是说当天晚上开始服药，药后没多久就开始拉稀，最后是水状，到发信息时已有五六次，字里行间流露出的是不安，表面理解不是好事，意思是再这样拉下去对于这个年龄大且病重之人是否合适。师父倒是风轻云淡地问，难道没有好的方面？患者家属这才说，母亲自觉舒服多了，腹胀锐减，不再鼓包，呕逆也没有。这不正是我们要的结果吗，险情随利而解。

救急救命常用猛剂，用的是其偏性。患者肠梗阻，腑气不通，上逆下闭，大黄、芒硝合用软坚散积，推陈致新，以将军之手段，合厚朴、陈皮、枳实之行气，夺关斩将，救人于急。急症已解，不可再猛攻，师父安排后面药量减半，并安抚患者家属不用担心，两日后再来面诊。

今日在门诊再看老太太时已完全变了个人，很难想象3天前的痛苦危急状态，腹已不胀，可以饮食，不呕逆。现在已非紧急状态，攻已经不是主线，更多地考虑胆管癌本身带来的病症状态，同时防肠梗阻的复发。师父予方：

陈皮 20 克	竹茹 10 克	大黄 10 克	芒硝 5 克
枳实 30 克	厚朴 30 克	人参 12 克	柴胡 12 克
甘草 9 克	当归 15 克	玄参 15 克	生姜 12 克
姜半夏 18 克	白芍 15 克	鸡内金 30 克	金钱草 30 克
大枣 30 克			

两次诊方的变化，宛如战场的攻防演练，气息万变，又拿捏得恰到好处，不乏惊心动魄。能如此，非一日之功，是技术，也是艺术！

无独有偶，5 月 7 日网诊也有类似情况。北京 75 岁刘女士，患子宫内膜癌一年余，子宫附件大网膜清除术后 10 余天。患者上个月在北京有过面诊，师父术前 1 周曾开过几剂中药，主要为海茜汤、温经汤、交泰丸、酸枣仁汤加减合方，服了 3 剂，并无明显反应。但术后第 10 天时，刘女士将余药只服了 1 次，自觉不适，当夜盗汗乏力，停服。术后第 11 天上午开始腹胀，渐重，下午并腹痛，当时师父网诊予方：

| 大黄 12 克 | 厚朴 15 克 | 山楂 12 克 | 枳实 15 克 |
| 白芍 12 克 | 木香 12 克 | 槟榔 12 克 | |

这个方为小承气汤加减，芍药缓急，山楂、槟榔、木香助消胀。患者自认为身体不耐大黄而挑出煮余药，自述药效明显，腹痛药进即解，但次日腹胀又起，痛苦难耐，遂加入半量大黄入方服用，药后排气，胀消，拉稀五六次，即停服。后面几天都是停药几小时后胀起，服药即泻，腹胀消。现视频

复诊：身体消瘦，面容倦，言语清晰，不敢多食，食即腹胀，多年前曾患肠梗阻未治而愈，近年来一直夜间自觉发热并盗汗，背心怕冷，血压时高时低。舌红少苔，有裂纹。师父予黄龙汤加减，用药：

大黄 6 克	厚朴 15 克	山楂 12 克	枳实 15 克
白芍 12 克	木香 12 克	槟榔 12 克	桔梗 9 克
炙甘草 12 克	人参 12 克	当归 12 克	瓜蒌 30 克
薤白 15 克	胡麻仁 30 克		

肠梗阻易见于肿瘤患者，多于腹部肿瘤晚期癌性渗出或手术后发生，危险性极大，是短期直接致命的因素之一。治疗窗口时机往往转瞬即逝，如不能一步逆转，后果悲观。

（杜立志）

王三虎教授点评：

随着年龄、阅历、名声的增长，我经常是在风口浪尖上，急症、重症接踵而至，我只能迎难而上，别无选择。这期间，确实也有不少成功的案例，可以说：风险越大，效果越明显。

2021 年 5 月 6 日　星期四　晴
表寒里热很常见　何必强分真与假

张某，男，53 岁，1 年前因频繁发热多日，反复检查后才发现白细胞高、血小板低而确诊为急性髓系白血病。化疗 6 次后好转，近来复发而于西安秦华中医院就诊。该患者让人过目难忘的是接近夏日的温度却穿着毛衣加羽绒服，头上戴帽子，透着丝丝寒意。从交谈中得知，该患者自幼怕冷，怕风，穿着永远比别人多，随着年龄的增长这种现象更加明显，一直是易疲倦，易感冒，常年清涕不断，多喷嚏，有过敏性鼻炎。而且他一直强调怕冷并不是心理畏惧，而是冬天稍穿少就难过，要感冒患病。但其妻补充有一现象却反常，晚上睡觉时总因脚底热而脚不盖被，而且到了真正夏季高温时，他却怕热，爱吹冷空调。

当下刻诊：形体瘦，面色青，无血色，眠差（长期靠安眠药助眠），乏力，身凉不热，食少，大小便可，爱出汗，每日夜间都会小汗自出，且自觉汗后甚舒服，若不汗则感冒，口不干，但咽喉不利，手掌根部有一手指大小的皮肤增厚变糙区，奇痒无比。舌尖红，苔浊且燥，脉细数。

这个病案有些意思，乍一看，是一派寒象，扶阳思路不由冒出，但仔细想想又觉得不是那么简单：一是感冒长年不解，且寒饮不化，故为表寒内饮，有鼻炎、流清涕。二是舌象分明为热象，睡时却脚热，这和一派寒意的外象相悖。但热在哪里？此时师父问我如何诊治，思路如何。当时头脑中隐约冒出两个方子：小青龙加石膏汤解外，解阴毒的升麻鳖甲汤去花椒、雄黄。但此思路在逻辑上还不是很确定，就跟师父说我再想想。

我的疑惑在患者虽然长期表寒不解，但又多汗，麻黄剂是否准确？小青龙加石膏汤大略合此证。但其中脚底热为何？是否有虚阳之势？而舌象又提示阳明内热，但大小便正常，食欲不振并无明显热象。虽然面色青可以理解为阴毒证象，这个证象大都是由阳而入阴，是阳毒进一步的发展，而且更伤津液，但是否是本案白血病的逻辑根本？

正当我思考中，此时其他跟诊师兄也提出他们的看法，有说独活寄生汤与小青龙汤证，有说是百合病。一会儿，师父说："依我看这是寒在皮肤，热在骨髓！用小青龙加石膏汤、升麻鳖甲汤。"好一个"寒在皮肤，热在骨髓"，妙不可言！一语中的，直入本质，所有的逻辑疑问迎刃而解。热在骨髓不就是这个白血病患者发热的根源吗？师父实在是高。

越来越觉得看病开准方不是主要，有时凭感觉也能八九不离十，但是背后蕴藏的"理"却不是每个人能准确把握的，这个理不是虚无缥缈，不是深奥语汇堆积，更不是神神叨叨说不清道不明，而是嵌丝入缝般的完美与恰当。只有"理"到"方药"，才具有活力与灵动，也更知后续的变与不变，"上工治未病"的本质意义是要明白其中的"理"，知其理方知其变，这是

"上工"的基础。

《伤寒论》第 11 条曰:"病人身大热,反欲得衣者,热在皮肤,寒在骨髓也;身大寒,反不欲近衣者,寒在皮肤,热在骨髓也。"这条前半部分很多人(因火神派理论流行)都有见识过,也好理解,而"寒在皮肤,热在骨髓"却罕见,也不好理解,师父一言,点醒"梦中人"。在师父分析病理的过程中,患者妻子又插话说,他还有奇怪之处是虽觉冷却喜凉食,这也进一步印证了里热、热在骨髓的论断。

此时明白师父所说的理,思绪却难以停下,为何有内热却不外达?《伤寒论》厥阴篇中有言"厥深者,热亦深,厥微者,热亦微",这里意思应该是指阴阳不相续,外表气血不能达而厥,内里气息不能顺出而热,病症的进程已很深,在某种意义上患者内外表里的气机已经不能正常运行,丧失自主的功能,这种状态可以是病程进展而来,也可是先天不足,所以临床上也可以看到,面似很健康之人,手足自幼怕冷,但却是脉滑、舌红,内热明显。

该患者自幼手足身冷,很明显是先天不足,阴阳之气不能续接,又常年外感风寒,束表不能除,内热干耗无出路(患者实际上也是大小便正常,阴、阳、热证显现不清晰,热的出路少,仅有夜间自汗出一条路,身体自我调整能力差),盛年尚可,年衰之后,骨空髓干,身体也随之崩溃,白血病也是这样来的。理通百通,既阴阳之道,也非阴阳之道。

师父后续开方:

麻黄 12 克	桂枝 12 克	干姜 10 克	细辛 10 克
五味子 10 克	生石膏 30 克	姜半夏 15 克	白芍 15 克
赤芍 30 克	人参 15 克	升麻 30 克	鳖甲 15 克
青蒿 15 克	柴胡 15 克	前胡 15 克	当归 30 克
花椒 5 克	甘草 5 克	地榆 50 克	槐花 30 克
牡丹皮 15 克			

28 剂。

(杜立志)

王三虎教授点评：

《伤寒论》第 11 条曰："病人身大热，反欲得衣者，热在皮肤，寒在骨髓也；身大寒，反不欲近衣者，寒在皮肤，热在骨髓也。"这条几乎千篇一律地认为是在辨别寒热真假。这是先入为主，人云亦云。难道不可以寒热并见？临床实际给我们提示：可以。这篇日记的价值就在这里。事实上，我们在临床上早已习以为常，只是教材还是沿袭旧说，故不得不临证实录。

中医是个实证医学，疗效才是关键。实际上哪种理论和方法最终不都是要求实证的呢。但严密的观察，证据的收集积累，理论上的突破，往往是更重要的。因为这为学术进步、更广范围的疗效提供了坚实的基础。白血病的提出，未必同时拿出机理和疗效。所以说，要求每一篇文章都用疗效说话实质上是短视的。

2021 年 5 月 7 日　星期五　晴

纵隔肿瘤术后复　出师考题有城府

立夏第 3 天，天气有点闷热，这个月是我跟师学习即将结业的月份。我顶着火辣辣的太阳，带着激动兴奋的心情来到西安市中医医院。今天师父在西安市中医医院坐诊，门诊依然门庭若市，场面让人看着激动又赞叹。师父一口气看了 16 个患者，第 17 位患者刚坐到诊桌前，师父说，休息一下，这个病让吴医生看，他该出师了，这作为他的考卷吧！

师父休息之际，我开始了问诊：刘某，女，55 岁。纵隔恶性肿瘤术后 10 年复发。近期咳嗽，咳痰，痰中带血，胸闷气短，头疼头晕，心悸，食可，眠可，乏力，大便不成形，小便黄，面部浮肿，胸前静脉迂曲怒张，双下肢水肿，舌红少津，脉滑数。辅助检查，CT：右前上纵隔见团块状软组织影，边界欠清楚，大小约 3.0cm×4.4cm，邻近上腔静脉受压闭塞，胸壁及右侧纵隔旁见多发迂曲血管影。

从西医方面讲，我知道这是纵隔肿瘤压迫上腔静脉引起的上腔静脉综合征，但当师父让我开方处置此病时，我还真有点紧张，汗水不请自出，因为我还不能说出上腔静脉综合征对应中医何种病症，只是跟师学习时见师父用木防己汤加减治疗过此病，也听师父讲过很多此类疾病。

《金匮要略·痰饮咳嗽病脉证并治第十二》中关于木防己汤的条文："膈间支饮，其人喘满，心下痞坚，面色黧黑，其脉沉紧，得之数十日，医吐下之不愈，木防己汤主之。虚者即愈，实者三日复发，复与不愈者，宜木防己汤去石膏加茯苓、芒硝汤主之。"我稍作镇定，先把木防己汤基础方开出来，然后再根据获得资料认真思考尽量完善，处方如下：

防己 15 克	生石膏 30 克	桂枝 10 克	红参 12 克
茯苓 30 克	泽泻 15 克	栀子 10 克	生地黄 30 克
赤芍 30 克	菊花 30 克	姜黄 10 克	仙鹤草 50 克
芦根 30 克	桔梗 10 克	瓜蒌 30 克	黄连 10 克
山慈菇 20 克	肉桂 6 克	牛膝 30 克	苍术 15 克
地榆 30 克	制龟甲 20 克		

师父看了我开的方子，边修改边说："山慈菇就不用了吧，加水蛭 10克。"又说："她既有出血，也有瘀血，要加水蛭。"这让我茅塞顿开，瞬间领悟到了止血药和活血化瘀药并用的奥妙。看到师父对我开出处方的修改后，我感觉自己需要学习的太多太多了，心中对恩师的感谢和赞叹油然而生。修改后处方如下：

防己 15 克	生石膏 30 克	桂枝 10 克	红参 12 克
茯苓 30 克	泽泻 15 克	栀子 10 克	生地黄 30 克
赤芍 30 克	菊花 30 克	片姜黄 10 克	仙鹤草 50 克
芦根 30 克	桔梗 10 克	瓜蒌 30 克	黄连 10 克
肉桂 6 克	牛膝 30 克	苍术 15 克	地榆 30 克
醋龟甲 20 克	水蛭 10 克		

15 剂，水煎服。

复习木防己汤：以防己为君药，通水气壅塞；人参为佐药，既补虚又抗癌；因膈间属于太阳之分，用桂枝气化太阳之阳，最恰如其分；痞、坚、结在胸中必有虚热、郁热，故以石膏清胸中郁热、虚热，散热结，防己、桂枝一苦一辛，能行水气，散结气，痞坚之处必有伏阳，吐下之余定无完气，故以石膏清热。关于虚实之分：其虚者，外虽坚痞，而中无结聚，即水去气行而愈；其实者，中实有物，气暂行而复聚，故三日复发也。这不就是恶性肿瘤复发的缘故吗？

（吴华生）

王三虎教授点评：

吴华生这个答卷我是满意的。这样的描述，看起来是个案，实际上是多少代人的不断积累。我的临床案例，见于记载的已不算少了。这个患者是否症随药减，不得而知，但张晓于 2021 年 5 月 21 日写的我在深圳用木防己汤三剂效显的日记，实为恰如其分的旁证。

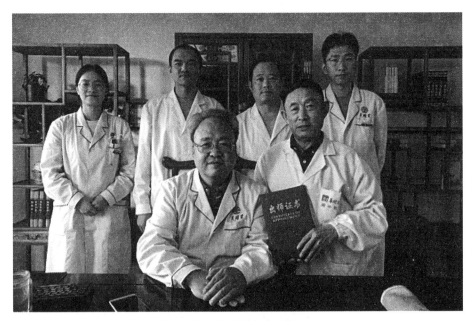

图 1　学生随王三虎教授出诊 1

2021 年 5 月 20 日　星期四　晴

不惑之年再学艺　千里迢迢寻名医

我走出校门已经 19 年了，临床上既有欢喜也有忧愁，仿佛遇到了瓶颈，徘徊不前。上个月在柳州领略了王老师的大医风范之后，下定决心，拜师学艺。这个月追随到深圳。

今天的太阳还是延续了前几天的热辣，仿佛要把大地烤干，公路上的鸣笛声在人们匆匆的脚步里，显得那么软绵无力。我踏着匆忙的脚步，不顾脸上的汗滴，向着医院二楼飞奔，因为我要赶紧去跟师学习，生怕错过每一个患者。这两天的跟诊，我亲眼目睹了老师看病是那么独特，言语是那么幽默风趣，思路清晰，重点突出，开出的处方简洁高效。门诊患者一个接一个，有一位陈阿姨让我印象很深。

陈阿姨一进门，就笑眯眯地说："您好，王教授，很高兴又见到您！您到哪里坐诊我就一定跟到哪里。"老师扬起眉头说："是不是啊？"引来大家一阵阵笑声。我想：老师全国各地出诊，难道你也跟着？我们招呼陈阿姨坐下来休息的同时，打开她的病历，不禁一震，上面完整地记载着陈阿姨每次的就诊记录。

2007 年陈阿姨查出肺癌，在柳州治疗时，就开始找王老师治疗。9 年间断断续续服用老师开的中药，病情控制得很好。老师退休离开柳州后，去年陈阿姨因出汗多也去找过别的医生开方，但效果不明显，故千里迢迢来到深圳市宝安区中医院找王老师。

现症：头项背汗多，动辄益甚，手指胀痒，上楼气喘，这几个月体重长了好几斤，现在已达 122 斤，手术切口辣痛，面肿胀，小腿凉，乏力，纳差，尿频，晨起口苦，夜间口干。今年 4 月 1 日 CT 示双肺纤维增殖灶；右侧少量胸腔积液。形体肥胖，颜面肿，舌淡红少苔，脉沉滑。辨体质属湿家；辨病属汗证，风湿；辨证属风湿在表，气阴两虚。老师开方：

防己 15 克　　　黄芪 30 克　　　白术 30 克　　　炙甘草 10 克

杏仁 15 克　　　茯苓 30 克　　　大枣 50 克　　　海浮石 30 克

白英 30 克　　　麦冬 20 克　　　百合 30 克

5 剂，水煎服，每日 1 剂。

老师开完方后，给我们分析：《金匮要略·痉湿暍病脉证治第二》："风湿，脉浮，身重，汗出，恶风者，防己黄芪汤主之。"湿家、湿病特别常见，全国各地每每听到患者开口就说我湿气重，到中医临床，则视而不见，漠然置之，实际上是没有合适的辨病辨证方药。而《金匮要略·痉湿暍病脉证治第二》的湿病、湿家、风湿历历在目，有 6 个代表方剂，其中防己黄芪汤证中，汗出就是主症，风性疏泄，汗孔开张，所以汗出不止，日久伤气，气失固摄，更加淋漓不断。而现代中医临床，从风湿论治汗症的案例已经看不到了。面肿，仲景法加杏仁；茯苓、大枣利水；海白冬合汤，作为肺痿主方，在所难免。

当老师娓娓道来，时而引用经典，解释条文，时而教我们抓住主症，寻证求方，思维缜密，环环相扣，引得在场的学生无不钦佩，家属无不称赞，患者顿时倍感欢欣鼓舞。

（韦　乐）

2021 年 5 月 21 日　星期五　晴

上腔静脉综合征　瘀血治法有不同

师父前几天刚用抵当汤、当归四逆汤、四妙勇安汤治愈了一位触目惊心的下肢静脉曲张的患者，如果不是患者女儿拍照记录下了用药前后对比图片，简直无法想象中医中药之神奇。有兴趣的同仁可到王三虎教授公众号查阅。

今天又有一位刚刚服药 3 天的患者主动发来照片，这次是肺癌引起的上腔静脉曲张。记得前天患者刚进门时，我还在想这是得了什么病，脖子比脸粗。当他掀起衣服时，又看见了大片静脉曲张，还好当时手快，拍下照片，不然也就没有这篇日记和治疗思路呈现了。

陈先生，42岁。2021年5月18日经病友介绍来诊。主诉：左上肺癌术后两年半，双肺转移、骨转移半年。2020年12月22日检查显示双肺多发转移癌，纵隔及右肺门多发淋巴结肿大转移，较大者约30mm×25mm，左肺叶较大者约35mm×25mm、30mm×25mm。右侧第8肋骨转移灶。遂手术治疗，未安排放化疗。半年前因感冒咳嗽、胸背痛，检查发现复发转移，用中药治疗半年，咳嗽不减。

症状：吃饭则咳，讲话则咳，咳声重浊，胸前区大片状静脉曲张，胸按之则痛，颈下淋巴结大，面胀颈粗，反复吐痰，痰白，遇风多痰，声音发痒，乏力，汗出，恶风恶寒，食欲受咳嗽影响，入睡难，咳一两个小时，大便每天一两次，小便利。形丰，颈粗面肿，舌红苔薄，脉沉。

辨病：肺痿、支饮、阴阳毒。

辨证：痰饮阻滞，日久成毒，肺气不降。

治法：化痰散饮，解毒活血，宣肺降气。

处方：海白冬合汤、木防己汤、升麻鳖甲汤加减。

用药：

海浮石30克	白英30克	麦冬30克	百合30克
防己30克	桂枝20克	人参20克	壁虎15克
石膏80克	茯苓60克	升麻30克	鳖甲10克
当归10克	花椒5克	甘草10克	

7剂，日1剂，水煎服，两次分服。

海白冬合汤是大家熟知的师父自创治疗肺痿的主方，功用疗效自不必说。升麻鳖甲汤也在近日治疗百合狐惑阴阳毒病的多篇日记中有论述。就静脉曲张而言，我以为还会像上一个病案一样应用活血化瘀，没想到师父竟从支饮论治。《金匮要略·痰饮咳嗽病脉证并治第十二》："膈间支饮，其人喘满，心下痞坚，面色黧黑，其脉沉紧，得之数十日，医吐下之不愈，木防己汤主之。"当然，这么复杂的病，不可能几剂药就把所有问题都解决了，或许世上没有那样的神医，尽心尽力已然不易，且治且珍惜！

（张　晓）

王三虎教授点评：

现代意义上的癌症往往是多种疾病在纠结。肺癌从肺痿论治久经考验，自不必多说。上腔静脉综合征从支饮论治，用木防己汤也是多有效验。随着认识的深入，观察角度的扩大，阴阳毒的面赤斑斑如锦纹也让我们举一反三来扩大看待。胸前静脉曲张成片，也是毒邪入脉的表现。故三病同治，三方并用，药并不算多，效果却快得出奇。没有用传统和习惯意义上的活血化瘀药，3剂药肉眼就可观察到明显效果，不但证明我们辨病处方的正确，也为瘀血的治疗提供了一种方法学的选择，如防己的通经隧、石膏的散结块。

2021年5月22日　星期六　晴
追随名医有缘故　千里迢迢不在乎

王老师曾在柳州工作13年，影响深远。之前记载了柳州来找王老师看病的陈阿姨前后长达14年的故事，今天又有柳州64岁的邱女士追随而来。她于2014年行肺癌手术后就一直在柳州找王老师看病，王老师离开柳州后，又于2018年4月18日在深圳找到王老师。

主诉：咳嗽，干咳，伴双侧肩胛痛，脚麻。当时用药：

姜黄15克	羌活10克	防风15克	当归15克
川芎15克	薏苡仁40克	桑枝30克	炒苍术15克
黄柏10克	独活15克	盐杜仲15克	醋鳖甲30克
党参20克	黄芪30克	白术10克	黄连5克

其间亦曾断断续续服用。

这其实是王老师"风邪入里成瘤说"的具体运用，风邪不仅是肿瘤形成的重要因素，也是复发转移的重要因素。根据患者病情，风邪有卷土重来之象，应及时用药，标本兼治，大将风范，跃然纸上。

自从去年停药至今已有9个月，患者出现咳嗽干咳，自行服用百合固金丸、利肺片等中成药，症状得到一定的缓解，但维持时间不长。2021年5月7日CT示右肺癌术后，双肺多发转移瘤，较大者72mm×75mm，右肺门、纵隔多发淋巴结转移，有胸膜侵犯。

刻诊：咳嗽，少汗，怕热，入睡难，上楼气短；二便可，食欲正常。舌暗红，苔稍厚，脉弦滑。病系肺痿，证型属气阴两虚，痰瘀互结。治法为补气养阴，清热化痰，化瘀散结。以海白冬合汤、射干麻黄汤、《千金》苇茎汤化裁。用药：

海浮石30克	白英30克	麦冬30克	生石膏30克
人参10克	姜半夏15克	瓜蒌30克	土贝母30克
桔梗10克	射干15克	百合30克	麻黄5克
姜厚朴15克	桃仁15克	芦根30克	薏苡仁30克
黄连10克	当归10克	生地黄30克	甘草10克

5剂，水煎服，每日1剂。

邱女士是一个乐观开朗的人，和我们聊起了王老师在柳州市中医院工作时，他的患者很多，全国各地有很多患者都是慕名而来，而她父母也经常找老师看病。她还说："这次本来医院是叫我去做手术的，但是有王教授在这里，我很安心地服中药。"这时，王老师很严肃地告诉她："根据你目前的精神、身体状况和肺部肿瘤的具体情况，放疗是有必要而且紧迫的，因为放疗能直中病所，杀死癌细胞。再配合中药治疗，效果更加巩固。你要乐观地面对生活，病情会很快控制住的。"

我在旁边听着，深受启发，老师医术精湛，但不拘泥于中医，结合西医的优势，中西结合，发挥了最大的作用，这对患者来说是最大的福音啊。

作为广西人，我对这两天的事感受颇深。王老师虽然离开广西快4年了，在广西患者中的影响力一点不见衰减，这就是中医的魅力，经方的神奇。

（韦　乐）

王三虎教授点评：

　　柳州是我的第二故乡。邱女士的母亲是离休的处级干部，是我印象很深的老人。一见面我就问老人的情况，得知88岁的她仍健在，何幸如之。今天邱女士还带来三江茶，不禁勾起了我对柳州的深深眷恋。

　　下午广州来的黄艳霞女士，是2006年她公公得肺癌后，在广州某新华书店一眼就看到《中医抗癌进行时——随王三虎教授临证日记》系列丛书，从而赶赴柳州找我。如今他的公公早已康复多年，捕鱼摸虾，不亦说乎。她今天不仅带亲友看病，还专门买了我的4本书，让我签名留念。我前几年写过《我的经方我的梦》《我的理想我的路》，今天这些话题，就是"我的柳州我的爱"的花絮了。

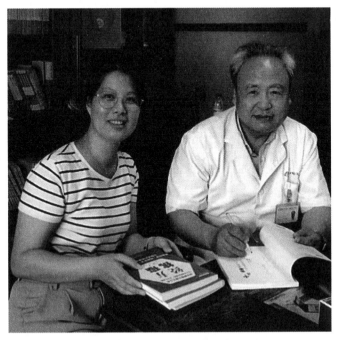

图2　学生随王三虎教授出诊2

2021 年 5 月 25 日　星期二　晴

经方运用有情怀　小柴胡汤治肝癌

童先生，69 岁，浙江台州人。2020 年 7 月 24 日在黄岩中医院王三虎名医工作室初诊。右肝细胞癌术后 1 个月，既往有 2 型糖尿病、慢性乙肝、胆囊结石、肝硬化病史，曾有过腹水。拟行介入治疗。

此次来诊，刻下症见两目黯黑，面色萎黄，声低气怯，乏力，食可，腹胀，二便调，眠佳。舌红，苔薄黄，脉弦。

辨病：积聚，消渴。

辨证：肝气郁滞，肾虚血瘀。

治法：疏肝解郁，补肾活血。

处方：小柴胡汤合六味地黄丸合大黄䗪虫丸。

用药：

柴胡 15 克	黄芩 12 克	姜半夏 15 克	生姜 12 克
甘草 10 克	生地黄 30 克	山药 15 克	山萸肉 15 克
牡丹皮 12 克	茯苓 12 克	泽泻 12 克	大黄 3 克
土鳖虫 6 克	鳖甲 20 克	煅牡蛎 20 克	赤芍 30 克
金钱草 30 克	黄连 10 克	人参 10 克	

14 剂，每日 1 剂，水煎服。

2020 年 10 月 26 日黄岩中医院复诊：8 月时行介入治疗 1 次，后出现双下肢水肿明显，伴乏力，口服利尿剂治疗。服药两周后出现腹泻，自行改服中药汤剂，2 天 1 剂，服药后整体状况有所好转，两目黯黑减轻，眠佳。舌暗红，苔薄，脉弦。1 周前收缩压高至 181mmHg，开始服用西药降压药。处方：上方去黄连，加乌梅 10 克。

2021 年 1 月 24 日三诊：患者一直服用上方，现诉食之有味，精神状态大增。舌红。2021 年 1 月 20 日 CT 检查肝右叶上段病变较前片（2020 年 10 月 26 日 CT 片示病变大小 14mm）缩小（较大者 10mm）。处方：二诊方加升麻 15 克。

2021 年 5 月 25 日四诊：基本坚持服用上方，诉现偶有肝区胀，偶有目涩，视物模糊，血糖不稳定，舌暗红苔薄，脉弦。辅助检查：2021 年 5 月 17 日肝右叶上段病变较前片（2021 年 1 月 20 日）缩小。用药：

柴胡 15 克	黄芩 12 克	姜半夏 15 克	生姜 12 克
甘草 10 克	生地黄 30 克	山药 15 克	山萸肉 15 克
牡丹皮 12 克	茯苓 12 克	泽泻 12 克	大黄 6 克
土鳖虫 12 克	鳖甲 20 克	煅牡蛎 20 克	赤芍 30 克
金钱草 30 克	黄连 10 克	人参 10 克	花蕊石 20 克
蔓荆子 30 克	乌梅 10 克	升麻 30 克	

14 剂，每日 1 剂，水煎服。

肝癌是临床中常见的恶性肿瘤。王教授常以小柴胡汤为基本方，治疗以寒热胶结、正虚邪实为基本病机的肝胆恶性肿瘤，效果较好。小柴胡汤加味也用于治疗少阳风火相扇，炼津成痰，日久成毒成块，阻塞经络隧道，颈项、腋下、腹股沟淋巴结肿大等恶性淋巴瘤。柴胡有推陈致新之效，《神农本草经》中推陈致新之药有三，分别是柴胡、大黄、芒硝，推陈致新不正是治疗肿瘤所需要的吗？

至于花蕊石，王教授指出其可化肝中瘀血。该患者后期出现目涩，视物不清，加用蔓荆子，以利九窍，《神农本草经》言之主筋骨间寒热、明目、坚齿、利九窍、益气轻身。此外，《神农本草经》中记录其他利九窍药物还有拳参、芝麻、远志、细辛等。

（林思蜀 中医师 黄岩中医院）

2021 年 5 月 25 日 星期二 晴

莫愁白疕不好医 峰回路转效真奇

白疕，相当于西医学的银屑病，俗称牛皮癣，以浸润性红斑、云母状鳞屑为典型表现，亦称"疕风""松皮癣""干癣"。本病男女老幼皆可发病，以青壮年为多，男性略多于女性；具有遗传倾向，发病有季节规律，冬重夏轻，呈慢性经过，愈后易复发。我国银屑病患者绝对数较多，达数百万，因气候、环境因素影响，北方多于南方。

根据白疕的临床特征，可分为寻常型、红皮病型、脓疱型和关节病型 4 种类型。本次跟诊患者为红皮病型白疕，属白疕严重类型，多数因寻常型白疕使用过量糖皮质激素、免疫抑制剂后突然停药或减量过快，使病情急剧加重而引起。

2018 年 7 月 18 日初诊：七旬老翁，自述牛皮癣病史 10 年，反复发作，平素使用激素外用治疗。现患者全身皮肤潮红肿胀，大量脱屑，剧烈瘙痒，无汗，烦躁，纳寐差，大便干结，偶有用药，小便调。舌淡，苔厚，有瘀斑，脉弱。王老师使用犀角地黄汤加减治疗，用药如下：

水牛角 30 克	生地黄 30 克	赤芍 30 克	牡丹皮 15 克
黄连 10 克	连翘 30 克	苦参 12 克	栀子 12 克
槐花 15 克	麦冬 15 克	玉竹 10 克	石斛 10 克
麻黄 12 克	桂枝 12 克	杏仁 12 克	甘草 20 克
荆芥 12 克	防风 12 克	白蒺藜 30 克	桑叶 12 克

日 1 剂，早晚分服。

心主血，又主神明，热入血分，一则热扰神，致患者烦躁，二则热邪迫血妄行，致使血不循经，溢出脉外而发生血溢皮肤；三则血分热毒耗伤血中津液，血因津少而浓稠，运行涩滞，渐聚成瘀，故舌苔厚而有瘀斑；风邪善行数变，其性开泄，易损伤阴液，故致患者皮肤干燥，瘙痒无度。

王老师辨证为血中热毒，肺失宣发，胃中虚寒；治以清血中热毒，宣肺透表，温中和胃；以犀角地黄汤为主方加减。不清其热则血不宁，不散其血则瘀不去，不滋其阴则火不熄，正如叶天士所谓"入血就恐耗血动血，直须凉血散血"，治当以清热解毒、凉血散瘀为法。故使用犀角地黄汤凉血，与活血散瘀并用，使热清血宁，而无耗血动血之虑，凉血止血又无冰伏留瘀之弊。

方中使用水牛角、赤芍、牡丹皮、黄连、连翘、苦参、栀子、槐花等药清热凉血而解热毒，使火平降，毒解血宁；用生地黄、麦冬、玉竹、石斛等药凉血滋阴，生津润燥而顾护胃气；用麻黄、桂枝、杏仁、甘草四药取麻黄汤之功效，宣肺发汗解表，开腠畅营；用荆芥、防风、白蒺藜三药祛风止痒；用桑叶轻宣肺燥，透邪外出。

2018年10月30日二诊：用药3月余。诉服药4剂后症状缓解，有汗出，红斑消退明显，无明显脱屑，瘙痒减轻。用药期间有腹泻，纳少，平素血压偏高，随证加杜仲15克补肾降压；山药15克、当归15克健脾养血祛风；麻黄、桂枝、黄连增量至15克。

2019年1月13日三诊：皮损渐次减轻，诉流涎，大便干，下肢肿痛，不能行走。上方加防己15克、百合30克、阿胶6克、干姜12克、五味子12克、白扁豆30克。

2019年4月16日四诊：全身皮损减轻，颜面部皮损消退，下肢肿痛消退，缓慢步行。失眠，舌红，有裂纹，有瘀斑，脉沉，寸脉滑数。上方去防己、白扁豆、五味子、干姜，加石膏30克。

2019年7月9日五诊：全身皮损近消退，现双手臂外侧、双小腿外侧少量皮损，无明显瘙痒，黑发增多，大便正常，纳寐改善。体力改善，辞退保姆，自理家务。小便不利，舌红少津。处方：上方加乌梅15克，桑枝30克。

2019年10月13日六诊：病情反复，双手臂皮损较前严重，纳食不香，舌淡胖有瘀斑，苔白，脉弱。大便干难解（牛黄解毒片缓解）。近期情绪不佳。调整处方：

槐米 30 克	紫草 20 克	升麻 30 克	党参 10 克
白术 10 克	茯苓 10 克	炙甘草 10 克	姜半夏 10 克
陈皮 10 克	黄连 10 克	干姜 6 克	栀子 10 克
淡豆豉 10 克	鳖甲 15 克		

2020年1月12日七诊：服上药14剂，皮损反复有加重迹象，又改回

2019 年 7 月 9 日方自去乌梅、阿胶。双臂皮损好转，眠差，大小便正常。处方如下：

水牛角 30 克	生地黄 30 克	赤芍 30 克	牡丹皮 15 克
黄连 10 克	连翘 30 克	苦参 12 克	栀子 12 克
槐花 15 克	麦冬 15 克	玉竹 10 克	石斛 10 克
麻黄 12 克	桂枝 12 克	杏仁 12 克	甘草 20 克
荆芥 12 克	防风 12 克	白蒺藜 30 克	桑叶 12 克
杜仲 15 克	山药 15 克	当归 15 克	百合 30 克
石膏 30 克	桑枝 30 克	玄参 30 克	

2020 年 4 月 18 日八诊：精神气色良好，全身皮损消退，头皮稍痒，腿部肌肤甲错，色素沉着。舌淡，有水滑，有少许瘀斑，有裂纹，脉沉，眠差，食欲不振，双腿无力，大便干。王老师辨证：血水互结，脾肾两虚，内有干血。治以补脾益肾，活血化瘀。处方：当归芍药散合无比山药丸加减：

当归 12 克	川芎 12 克	白芍 12 克	赤芍 12 克
泽泻 12 克	白术 12 克	茯苓 12 克	山药 30 克
生地黄 30 克	党参 12 克	杜仲 12 克	菟丝子 12 克
大黄 5 克	土鳖虫 5 克	怀牛膝 15 克	白蒺藜 15 克
地肤子 15 克			

2020 年 10 月 26 日九诊：服药至 2020 年 7 月，皮疹基本消退，停药 1 个月后皮疹再发，继续 2020 年 1 月 12 日处方口服，现有散在皮损，色红，伴瘙痒，独语不休，大便稍干，流涎多。调整处方，加防己地黄汤：

水牛角 30 克	生地黄 60 克	赤芍 30 克	牡丹皮 15 克
黄连 10 克	连翘 30 克	苦参 12 克	栀子 12 克
槐花 15 克	麦冬 15 克	玉竹 10 克	石斛 10 克
麻黄 12 克	桂枝 12 克	杏仁 12 克	甘草 20 克
荆芥 12 克	防风 12 克	白蒺藜 30 克	桑叶 12 克

杜仲 15 克	山药 15 克	当归 15 克	百合 30 克
石膏 30 克	桑枝 30 克	玄参 30 克	防己 12 克
桂枝 12 克	防风 15 克	甘草 10 克	益智仁 12 克

红皮病型白疕，是在寻常型白疕（寻常型银屑病）的皮损部位迅速出现潮红肿胀，皮损面积迅速扩大，最后波及全身，呈弥漫性红色或暗红色，炎症性浸润明显，伴大量糠状鳞屑脱落，瘙痒严重，常伴有发热、恶寒、头痛、关节痛、浅表淋巴结肿大。病程漫长，预后欠佳，易复发。

该患者由于治疗不当，皮损迅速扩大蔓延全身，极度痛苦，影响日常生活，需要保姆照顾。王老师辨证论治，随症加减，药到病除，使该患者病情得到有效控制，增强患者的治疗信心，有助于患者坚持用药，做好长期服药准备。回顾该患者 2 年多的治疗历程，病情从重症白疕到轻症白疕，到皮损消退，饮食、睡眠、二便、精神状态都有质的改变，患者及其家属对治疗效果非常认可。由此可见，中医治疗大病、疑难病，大有可为。

（刘姝含　主治中医师）

王三虎教授点评：

本案是我在台州治疗的病患中印象最深的一个。治疗银屑病，我早在 1991 年前后就有成功经验。一个红色皮疹泛发全身的银屑病老太太，经过犀角地黄汤加味凉血息风，取得了明显效果。最后只剩下小腿内侧鸡蛋大小一片皮疹久久难愈。

翻书看到许多验方，有单用石榴皮、乌梅的，我才悟到疾病有早中晚、轻中重，不同阶段的治疗方法不同。中期邪毒泛滥，用犀角地黄汤加味，凉血息风解毒，后期用石榴皮、乌梅收敛复原。这为近多年来我重视辨病的学术风格起到了启蒙作用。

而现在这个病案，其女儿强调有麻黄、桂枝的方效果好，使我眼前一亮，祛风解表是银屑病初期的重要治疗方法。表证稽留时间之长，症状表现之多，出乎我们的意料。

2021 年 5 月 25 日　星期二　晴

学习燥湿相混论　变通时方主意真

患者男性，78 岁，退休教师，2021 年 5 月 20 日于台州市黄岩区中医院初诊。病史：因右肺癌于 10 年前行手术治疗，房颤口服立伐沙班治疗，神经性耳聋，高血压。近日复查肺 CT 示右侧支气管堵塞（不排除痰液）。

患者因年老体弱，拒绝支气管镜检查，要求中医药治疗。刻症：形瘦面白，动辄汗出，诉口苦，喉中有痰咳出不爽，舌暗红，苔花剥，脉细结代。前医曾以半夏厚朴汤加味治疗月余，症状未见缓解。

王老师创有燥湿相混致癌论，独创海白冬合汤治疗肺癌，疗效显著。现患者气阴两虚，痰浊内蕴，仿其意以百合固金汤加减：

百合 20 克	麦冬 10 克	天花粉 15 克	熟地黄 15 克
当归 10 克	牡丹皮 10 克	赤芍 10 克	苏梗 10 克
竹茹 10 克	砂仁 3 克	玄参 10 克	白芍 20 克
陈皮 20 克	桔梗 6 克	浙贝母 10 克	太子参 15 克
瓜蒌皮 10 克	枳壳 10 克	炒谷芽 20 克	

6 剂。

1 周后患者复诊，诉服用前方 1 剂后即感痰少，浑身舒坦，食生冷后症状反复，现仍有口苦，少痰，咽部堵塞感消失，查舌上有薄白苔。肺胃之阴有所修复，乃以上方减桔梗、浙贝母、瓜蒌皮、枳壳，加生牡蛎 30 克滋阴软坚，期待复查肺 CT 有好消息。

中医治痰有攻、消、和、补、温、清、润七法之说，从治病求本出发，找到症结所在，往往能有奇效。

（牟晶晶 主治中医师　台州市黄岩区中医院）

2021 年 5 月 25 日　星期二　晴

乳腺癌伴肺转移　海白冬合木防己

2019 年 7 月 9 日初诊：患者吴某，女，65 岁，乳腺癌术后肺转移，就诊时自觉关节疼痛，乏力，轻微胸闷，咳嗽少痰，舌暗红，舌中有裂纹，苔腻，脉弱。王三虎老师予海白冬合汤合独活寄生汤、二贝母汤，具体用药如下：

海浮石 30 克	白英 30 克	百合 30 克	麦冬 30 克
独活 15 克	桑寄生 12 克	秦艽 12 克	细辛 3 克
防风 12 克	川芎 12 克	人参 10 克	当归 15 克
杜仲 15 克	牛膝 15 克	炙甘草 12 克	生地黄 30 克
白芍 15 克	茯苓 15 克	苏木 12 克	土鳖虫 10 克
骨碎补 30 克	鳖甲 15 克	龟甲 15 克	土贝母 15 克
浙贝母 15 克	瓜蒌 30 克	山慈菇 12 克	露蜂房 12 克
狗脊 15 克	穿山龙 30 克		

2020 年 1 月 12 日二诊：患者坚持服药，至二诊时，自述疼痛消失，乏力，汗出，服药期间曾出现两次腹泻，两次呕吐，未停药自行恢复。相关检查显示肺部肿瘤较前稍有增大。因患者关节症状明显好转，王三虎老师修改处方，去独活寄生汤、山慈菇、狗脊、穿山龙，加蜈蚣 2 条，全蝎 10 克，海蛤壳 30 克，瓦楞子 30 克，猫爪草 20 克，以增强解毒散结抗癌之功，意在控制肿瘤扩散。

2020 年 7 月 23 日三诊：患者肺部肿瘤未见明显扩大，偶有晨起手指僵硬感，其余症状变化不甚明显，故以前方加薏苡仁 30 克，白薇 15 克。白薇薏苡汤出自《备急千金要方》，主治风拘挛，不可屈伸。此处选用白薇、薏苡仁两味药即为此意。

2021 年 1 月 25 日四诊：患者指关节不适感基本消失，胸闷短气较前加重，乏力，咳嗽，舌红，苔黄，脉滑数，检查显示肺部肿瘤较前增大。王三虎老师加用木防己汤，具体用药如下：

防己 20 克	石膏 100 克	桂枝 15 克	人参 15 克
茯苓 15 克	芒硝 10 克	诃子 15 克	乌梅 30 克
海浮石 30 克	白英 30 克	百合 30 克	麦冬 30 克
海蛤壳 30 克	蔓荆子 30 克	前胡 15 克	猫爪草 20 克
土贝母 30 克	浙贝母 30 克	干姜 10 克	细辛 6 克
五味子 10 克			

患者胸闷气喘，胀满不适，《金匮要略》言："膈间支饮，其人喘满，心下痞坚，面色黧黑，其脉沉紧，得之数十日，医吐下之不愈，木防己汤主之。"故王三虎老师合用木防己汤意在逐胸中支饮，加味干姜、细辛等药以加强化饮之功。王三虎老师还传授经验，指出诃子、乌梅虽为收涩药，但临床使用中亦可见不俗的散结功用，故置于此方中，其既发挥涩肠止泻之功，又能助散结抗癌之效。

今日五诊：患者肺部肿瘤无明显变化，易恶心呕吐，仍有胸闷，短气，咳嗽少痰，纳差，大便少，稀薄便，舌暗红有裂纹，脉数。患者呕吐症状明显，本次以橘皮竹茹汤加味，具体用药如下：

陈皮 50 克	竹茹 15 克	葶苈子 30 克	大枣 30 克
姜半夏 30 克	生姜 30 克（或干姜 15 克）		人参 15 克
石膏 50 克	防己 30 克	桂枝 20 克	甘草 6 克
射干 15 克	麻黄 10 克	海浮石 30 克	白英 30 克
麦冬 30 克	百合 30 克	厚朴 15 克	蜂房 15 克

本方中既有橘皮竹茹汤降逆止呃，益气清热，又合用葶苈大枣泻肺汤、木防己汤、射干麻黄汤等方加强宣肺利喘之功。

海白冬合汤是王三虎老师治疗肺癌的临床经验方，原方根据"癌毒上壅，肺热叶焦，阴液匮乏，顽痰胶固"的病机特点，以解毒散结抗癌、养肺滋阴降火为大法，用海浮石、白英、冬凌草为君解毒散结抗癌，百合、沙参、麦冬养肺滋阴为臣，佐以玄参、生地黄滋阴降火，助君药散结化积，人参扶正气以养肺，再以浙贝母、橘红化痰散结为使。

此案例中患者原发癌为乳腺癌，后有肺转移，且临床症状皆以肺癌相关症状为主，故王三虎老师以海白冬合汤为主底方，合用二贝母汤以加强化痰散结消肿功用，再随临床症状变化增减合用方以达到治疗目的。

（陈华秀　住院中医师　台州市黄岩区中医院）

2021 年 5 月 25 日　星期二　晴

脂肪瘤与黄褐斑　津液异常很常见

赵丽芳，女，47 岁。2020 年 10 月 27 日初诊于台州市黄岩区中医院。

两次子宫肌瘤切除，面部暗斑 3 年。声音稍哑，面部暗斑，眠可，大便偏稀，小便偏黄，皮下散在花生米大小肿块，右肩部最大如鹅卵。舌淡红苔薄，脉沉。

辨病：黄褐斑、脂肪瘤。

辨证：血水互结，痰阻皮下。

治法：活血利水。

处方：当归芍药散加味。

用药：

当归 12 克	白芍 12 克	赤芍 12 克	川芎 12 克
泽泻 12 克	白术 12 克	海螵蛸 20 克	茜草 10 克
姜半夏 15 克	陈皮 10 克	茯苓 10 克	炙甘草 10 克
白芥子 30 克	僵蚕 15 克	蒺藜 20 克	白芷 15 克
桑叶 10 克	桔梗 10 克	射干 10 克	

今日复诊：上述药物共服用 14 剂，自觉有一定效果，未坚持服药。现体表多发大小不等肿块，皮色不变，质地柔软，右肩部最大如鹅卵，四肢、躯干散在分布，面部暗斑，有眼袋，易汗出，口不渴不苦，傍晚脚肿明显，

二便如常，皮肤常有汗疱疹发作，舌淡红，苔薄黄。

辨病：黄褐斑、脂肪瘤。

辨证：血水互结，痰饮凝滞。

治法：活血利水，化痰逐饮。

处方：当归芍药散合越婢加半夏汤。

用药：

当归 12 克	白芍 12 克	赤芍 12 克	川芎 12 克
泽泻 12 克	白术 12 克	姜半夏 10 克	陈皮 10 克
茯苓 10 克	炙甘草 10 克	白芥子 30 克	僵蚕 15 克
蒺藜 20 克	白芷 15 克	桑叶 10 克	桔梗 10 克
射干 10 克	麻黄 6 克	石膏 30 克	生姜 12 克
大枣 30 克			

30 剂。

分析："王三虎"公众号于 2021 年 5 月 1 日发表《津液分布异常与百合狐惑阴阳毒病》一文，认为百合狐惑阴阳毒病，津液分布异常才是其发病原因，或者是基本病机，为什么呢？因为人体 60% 是水分，水分稍微的变化就足以造成一系列的问题。

《伤寒论》治病主旨为扶阳气、存津液，那么《金匮要略》所讲的就是津液问题，为什么？因为张仲景《金匮要略·脏腑经络先后病脉证第一》的唯一一个方子就是猪苓汤，就有代表意义。张仲景没有说猪苓汤和桂枝汤一样重要，但是他把猪苓汤拿出来说了，夫诸病在脏，欲攻之，当随其所得而攻之，如渴者，与猪苓汤。余皆仿之。显然与桂枝汤并列，《伤寒论》中推出桂枝汤，《金匮要略》中推出猪苓汤，这不是偶然的。张仲景花大力气讲桂枝汤，太阳中风，阳浮而阴弱，阳浮者，热自发；阴弱者，汗自出，啬啬恶寒，淅淅恶风，翕翕发热，鼻鸣干呕者，桂枝汤主之。甚至他提出"荣卫和则愈"，就是和桂枝汤相联系的一种说法。

这不是一般意义上的感冒，也不是一般意义上的风寒表实证，就是营卫不和证。猪苓汤也有点这个意思，猪苓汤我们现在理解为既滋阴又利水，是不是提示津液失常？口渴也是津液失常的表现，既有阴虚，又有痰饮停留，那么现在看这个患者，当时我们认为是血水互结，是妇科的疾病，子宫肌瘤切除术后，血水互结、水饮停留的问题没有解决，甚至更早就有脂肪瘤。

脂肪瘤有点脂肪的意思，但是和我们的所谓的囊肿相比也有类似的地方。今天她是来看脂肪瘤的，但是脸上黄褐斑明显，双下肢水肿。抛开脂肪瘤，她有津液分布异常，是风邪入里导致的。

由于津液分布异常，水液代谢紊乱，王三虎教授认为她的黄褐斑就是体内有水气、有水饮的表现，她的肿胀也是水饮内停的表现，这是基础，要针对她的水饮代谢来治疗。

方中用白芥子、僵蚕、蒺藜，是针对脂肪瘤的，因痰走皮下，痰饮留滞。越婢加半夏汤，《金匮要略》原文：目如脱状，越婢加半夏汤主之。从目如脱状推出这是一个热饮，是痰饮化热以后的表现，然后再推出来痰饮化热以后不仅在眼袋上表现出来目如脱状，更能出现肝囊肿、肾囊肿、卵巢囊肿、乳腺囊肿等这些囊肿，这也是越婢加半夏汤的适应证。越婢加半夏汤作为留饮的基本方，而当归芍药散治疗广义的水血互结。

方中僵蚕、蒺藜、白芷、桑叶可以治疗脸上的斑，黄褐斑、脂肪瘤是血水不利，水变成饮，饮变成痰所致。辨证找出了疾病病因，循序渐进地理出了发展过程，同时也提出了一些新的见解。方中桔梗、射干利咽、治疗声音稍哑。越婢汤中大枣是关键，需大剂量使用，至少要用到 30 克，有利水作用。为什么叫越婢汤？大概就是风邪导致水饮的，不能总说脾主运化，越过脾来治，用这种解释可能更确切一点。

（杨春景　中西医结合主治医师　黄岩中医院）

2021 年 5 月 26 日　星期三　晴

心态乐观善配合　临战不能乱阵脚

赖先生，男，60 岁，2018 年 7 月 18 日初诊。

右肺小细胞癌、左锁骨上淋巴结转移 5 个月余。化疗 6 次，放疗 30 次。乏力，偶有咽干，偶有关节酸，小便无殊，大便溏，纳寐佳。舌淡红，舌体胖，苔薄，脉弱。

辨病：肺痿。

辨证：气阴两虚，痰浊犯肺。

法当益气养阴，宣肺化痰。方以海白冬合汤为主。

用药：

海浮石 30 克	白英 30 克	麦冬 30 克	百合 30 克
生晒参 15 克	瓜蒌 30 克	姜半夏 20 克	当归 12 克
杏仁 12 克	猫爪草 15 克	甘草 12 克	

60 剂，每日 1 剂，水煎服。

2018 年 10 月 29 日二诊：服上药 60 剂，自觉症状好转，无明显不适，近日纳差。复查头颅 MRI 未见异常，胸部 CT 与 2018 年 7 月 20 日相仿。右肺下叶炎性改变，心包积液。舌红，有齿痕，苔稍厚脉沉。

辨证：气阴两虚，痰浊犯肺。

法当益气养阴，宣肺化痰。

上方加葶苈子 20 克，大枣 30 克，鱼腥草 30 克，石膏 30 克，茯苓 30 克。每日 1 剂，水煎服。

2019 年 1 月 13 日三诊：服上方 3 个月，无明显不适。食纳可，夜寐安。舌淡胖，苔薄黄，脉弱。辨证治法同前。处方：上方加芦根 30 克，桃仁 12 克。每日 1 剂，水煎服。

2019 年 4 月 15 日四诊：2 月复查肺部 CT：右肺上叶癌治疗后改变。刻诊：服药后无不适，舌体胖，苔白有齿痕，脉沉。效不更方。

2019 年 7 月 8 日五诊：病情稳定，无明显不适，舌淡胖有齿痕，脉沉。7 月复查肺部 CT：右上肺治疗后改变较前相仿，左上肺大泡，心包少量积液。处方：葶苈子加至 30 克，加泽漆 30 克。每日 1 剂，水煎服。

2019 年 10 月 13 日六诊：8 月发现脑转移，9 月行伽马刀术，无胸水。无其余不适。舌淡胖、苔薄，有齿痕，脉缓滑。

处方：

泽泻 30 克	白术 12 克	蜈蚣 2 条	人参 10 克
茯苓 10 克	远志 10 克	石菖蒲 10 克	海浮石 30 克
天麻 10 克	姜半夏 20 克	苍术 12 克	防风 15 克
蜂房 15 克			

每日 1 剂，水煎服。

2020 年 1 月 11 日七诊：2019 年 11 月 27 日 CT 示左上肺大泡，心影增大，心包少量积液，冠状动脉钙化。无其余不适。舌淡胖有齿痕。上方加泽漆 50 克。每日 1 剂，水煎服。

2020 年 4 月 18 日八诊：3 月又发现脑转移灶，行伽马刀治疗。精神体力尚可，体重增加，无其余不适。舌红苔薄。2020 年 3 月 24 日谷氨酰转肽酶 276U/L。3 月 27 日头颅 CT：左侧额叶结节，考虑转移（9mm），右侧顶叶结节灶较前增大（14mm×10mm）。胸部 CT：右肺上叶癌治疗后改变，左上肺大泡，心影增大，心包少量积液，冠状动脉钙化。处方：上方加全蝎 10 克，葶苈子 30 克，大枣 50 克，改泽漆为 60 克。每日 1 剂，水煎服。

2020 年 7 月 23 日九诊：自我感觉平稳。精神气色尚可。舌胖，有齿痕，苔薄。今天头颅 CT 示右侧顶叶转移灶（15mm×18mm）较前（2020 年 3 月 27 日）增大，左侧额叶结节现消失，鞍上池异常信号病灶较前略缩小。肺部 CT 较前相仿。处方：上方石菖蒲加至 15 克，加菊花 50 克，石膏 30 克。每日 1 剂，水煎服。

2020 年 10 月 26 日十诊：精神气色好，面赤，头不晕，偶有咳嗽，咽干口干。10 月复查肺部 CT 较前相仿，右侧顶叶转移灶（16mm×20mm）较前

（2020 年 7 月 23 日）增大，鞍上池异常信号病灶较前相仿。处方：上方改茯苓 30 克，人参 15 克，加百合 20 克。每日 1 剂，水煎服。

2021 年 1 月 25 日，十一诊：自觉无不适。舌体淡胖有齿痕，脉沉。

处方：

泽漆 50 克	泽泻 30 克	白术 12 克	蔓荆子 30 克
土茯苓 50 克	人参 15 克	茯苓 30 克	远志 10 克
石菖蒲 15 克	川芎 30 克	葛根 15 克	前胡 15 克
桂枝 12 克	防风 12 克	羌活 12 克	

每日 1 剂，水煎服。

今日十二诊：2021 年 5 月 12 日 PET-CT：右肺癌综合治疗后，右肺门少许组织影，右肺上叶间质性改变，右顶叶转移治疗后，局部高密度影伴周围水肿带。现面宽无胀，舌淡红有齿痕，苔薄，脉沉。处方：上方改前胡 20 克，每日 1 剂，水煎服。

按语：小细胞肺癌是恶性程度极高的类型，肿瘤细胞倍增速度快，易出现侵袭性发展和远处转移。该患者经过多次放化疗，邪虽去半，但正气已伤。首诊患者乏力，偶有咽干，偶有关节酸，小便无殊，大便溏，纳寐佳。舌淡红，舌体胖，苔薄，脉弱。辨证为气阴两虚，痰浊犯肺，燥湿相混。方以海白冬合汤为主。

海白冬合汤是经方麦门冬汤化裁而来治疗肺癌的基本方。由海浮石 30 克，白英 30 克，麦冬 15 克，百合 12 克，红参 10 克，土贝母 15 克，半夏 10 克，鳖甲 30 克，杏仁 12 克，陈皮 10 克，甘草 10 克，紫菀 12 克，款冬花 12 克组成。海浮石质轻上浮，专入肺经，软坚散结，善化老痰和黏痰；白英清热利湿，解毒，消肿，抗癌，共为君药。麦冬、百合养阴润肺，半夏燥湿化痰，红参益气扶正，共为臣药，乃法仲景麦门冬汤用药精义，是为肺癌燥湿相混、正虚邪实的基本病机而设。佐以土贝母解毒化痰抗癌，鳖甲软坚散结，杏仁、陈皮、紫菀、款冬花宣肺止咳，使以甘草止咳化痰，清热解毒，调和诸药，以期祛邪而不伤正，和缓中见大功。

二诊见胸水，合用葶苈大枣泻肺汤。葶苈子苦寒沉降，泻肺气而利水，祛痰定喘；大枣甘缓补中，补脾益气，缓和药性，二药合用，以大枣之甘缓，缓葶苈子性急泻肺下降之势，防其泻力太过，共同达到泻痰行水、下气平喘的功效。

三诊至五诊，患者病情稳定，自觉好转，效不更方，以海白冬合汤为主方。六诊发现脑转移，小细胞肺癌恶性程度极高，易转移至脑，如同风邪，善行而数变，正是风邪入里成瘤。此诊患者舌淡胖苔薄，有齿痕，脉缓滑，辨证为痰浊携风入里。

邪气转移阵地，方随证转，治当以泽泻汤为主，升清阳，降浊阴，辅以祛风之品，蜈蚣、蜂房攻窜之力强，颠顶之上，非此莫开，祛风攻毒；远志、石菖蒲、天麻祛风，通脑化痰直达病所，其中远志强志倍力，就是药物的增效剂，海浮石、半夏以助逐痰。苍术、防风祛风散寒，配合茯苓健脾以绝生痰之源；人参扶正抗癌。

七诊见心包积液，加一味泽漆，《医林纂要》谓其："泻肺降气，行水去热。"现代药理研究证实其具有抗癌作用。

八诊仍见心包积液，脑内转移灶增大，予泽漆量加大，辅以葶苈大枣泻肺汤加大逐水力度；加全蝎入脑祛风攻毒。

九诊至十二诊病情稳定，仍以上方为主，巩固疗效。该患者心态乐观，积极配合中西医结合治疗，作为医者，见病情反复、病灶变大更不能失去信心，乱了阵脚。正虚邪实，正邪交争，必有进退变化，守方换方，加减调量，有理有据，正如仲景所言，知犯何逆，随证治之。

（张滨滨　主治中医师　台州市黄岩区中医院）

2021 年 5 月 26 日　星期三　晴

肺癌术后病机杂　经方时方合用佳

刘先生，50 岁，2020 年 4 月 18 日于台州市黄岩区中医院初诊。

右肺上叶周围型腺癌术后（右上叶全切）伴胸部拘紧近 3 年，腰酸痛半年，行右上叶全切，术后无放化疗，半年后出现腰酸痛，遂来就诊。辅助检查：2020 年 4 月 16 日 CT 检查示右肺上叶术后改变，右侧残肺少量慢性炎症纤维灶伴胸膜增厚粘连，右肺中叶小结节。脂肪肝，肝小囊肿，左肾囊肿。自述因服"雪里花"导致 2019 年七八月份和 2020 年 2 月咯血 1 周左右，每次数口，停药后恢复正常，未做检查。近四五年来每到春夏秋冬之交，左臀部疼痛连腰乃至不能下床，持续一月余自愈。此次发作半月前通过针灸好转。高血压 3 年余，术后服西药控制。患者形体精神可，声高气粗，鼾声如雷，面红赤，鼻头明显，洗脸时鼻头出血，左颧下红斑，夜间口干，痰少，痰白偏黄，喜饮水，胸部拘紧微痛，口苦，午后四五点视物模糊，食欲亢进，腰酸，眠差易醒，夜尿 4 ～ 5 次，大便偶有完谷不化，舌淡红苔薄，脉滑数。

辨病：肺痿，肺痈。

辨证：肺胃热甚，热入血分，风邪入里。

治法：清热凉血，化痰祛风。

处方：海白冬合汤合百合固金汤、白虎汤、犀角地黄汤、独活寄生汤。

用药：

海浮石 30 克	白英 30 克	百合 30 克	麦冬 30 克
石膏 50 克	知母 15 克	水牛角 30 克	生地黄 30 克
牡丹皮 12 克	赤芍 12 克	白芍 12 克	玄参 12 克
桔梗 12 克	黄芩 12 克	藕节 20 克	地榆 30 克
芦根 50 克	独活 12 克	茯苓 12 克	川芎 12 克
当归 12 克	防风 12 克	细辛 3 克	人参 10 克
杜仲 15 克	菊花 15 克		

2020 年 7 月 23 日二诊：自觉停药则胸部拘紧明显，喉中痰多，睡眠差，完谷不化，右侧胸部疼痛，口干较前好转。胸部 CT 示右肺上叶术后改变，右侧残肺纤维灶伴胸膜增厚粘连，较前（2020 年 4 月 15 日）相仿。左肺上叶小结节（7mm）较前新出现，右肺中叶小结节（3.2mm）较前相仿。处方：上方加大黄 6 克，黄连 9 克，人参改党参 12 克。

2020 年 10 月 26 日三诊：服药自觉胸闷，口干，8 月 13 日网诊加旋覆花 15 克，代赭石 12 克，降香 12 克。服药 14 剂，症状减轻。2020 年 10 月 24 日 CT 检查结果较前（2020 年 4 月 15 日）相仿，左肺上叶结节目前已吸收，右肺中叶、左肺斜裂区小结节，与前片相似。自觉口干，鼻头发红，触碰出血，怕风，舌红苔黄，脉滑。处方：上方改黄芩 15 克，加升麻 30 克，天花粉 30 克，天冬 30 克，荆芥 12 克。

2021 年 5 月 26 日四诊：坚持服药，现鼻头仍发红，触碰出血，口干明显，多痰，晨起明显，恶风怕冷，身体僵硬感，早醒，舌淡红，苔薄，脉滑数。2021 年 5 月 24 日胸部 CT 结果较前（2020 年 10 月 24 日）相仿，右肺上叶结节目前已吸收，右肺中叶、左肺斜裂区小结节，与前片相似。

用药：

海浮石 30 克	白英 30 克	百合 40 克	麦冬 40 克
石膏 60 克	知母 15 克	水牛角 30 克	生地黄 40 克
牡丹皮 12 克	赤芍 12 克	白芍 20 克	黄芩 12 克
、芦根 50 克	葛根 30 克	薏苡仁 30 克	磁石 20 克
萆薢 10 克	狗脊 15 克	苍耳子 10 克	枸杞子 10 克
桑白皮 15 克	甘草 10 克	煅牡蛎 20 克	天花粉 30 克

对于肺癌的病因病机，王三虎教授有独到见解，并在指导临床实践中效果显著。王教授认为肺癌当从肺痿论证，可追溯到《金匮要略·肺痿肺痈咳嗽上气病脉证治第七》："问曰：热在上焦者，因咳为肺痿。肺痿之病何从得之？师曰：或从汗出，或从呕吐，或从消渴，小便利数，或从便难，又被快药下利，重亡津液，故得之。"

　　张仲景在这里明确指出津液耗伤是造成肺痿的一个重要原因，再者"热在上焦，因咳为肺痿"，提出肺痿的病机是热，如本患者声高气粗，鼾声如雷，面红赤，鼻头明显，左颧下红斑，夜间口干，都是肺热表现，同时伴有胃热，则气血津液不能循经运行供养全身，导致津泛为痰，既有痰浊上犯，又有阴虚燥热，这种燥湿相混的病机贯穿疾病始终，形成恶性循环，也证明很多肺癌患者虚实夹杂，治疗上滋阴的同时还要化痰兼顾，从而就有海白冬合汤得以创方。本方参照经方麦门冬汤的滋阴润燥和化痰散结于一方，扶正与祛邪并用。

　　患者喜热饮，考虑内热存在，主要还是阳明病，阳明热盛，则面赤、鼻头发红，触之有血，此为石膏证，就用白虎汤祛阳明热。《医方集解》认为百合固金汤治疗肺伤咽痛、喘嗽痰血之症。患者有咯血史，肺金受伤，则肾水之源绝，痰因火生，血因火逼；肺肾阴虚，虚火内生，破血外出，发为咯血，当用本方滋补肺肾、止咳化痰止血，为金水相生的典型方剂。同时配合犀角地黄汤，加强止血之功，阳明热盛，热入血分，可见出血症状，故以犀角地黄汤凉血止血，这里的犀角（水牛角）属土而秉水精，地黄土色而含水质。二物皆得水土之气，能滋胃阴，清胃火，乃治胃经血热之正药。然君火之主在心，故用牡丹皮以清心。相火所寄在肝，故用白芍以平肝，使君相二火不凑集于胃，则胃自清而血安。

　　患者既往有腰疾，每年皆发作，此为冷痹，阴邪致盛，气血亏虚，肾虚骨枯，骨腰背反复疼痛、酸痛，经久不愈，正如《太平惠民和剂局方》中所述："独活寄生汤治肾气虚弱，腰背疼痛，此病因卧冷湿地当风所得，不时速治，流入脚膝，为偏枯冷痹，缓弱疼重。或腰痛脚重、挛痹，宜急服此。"可见独活寄生汤专治腰背痛。王三虎教授也认为独活寄生汤为癌症骨转移专用方，寒邪在癌症发生发展的意义深远，寒邪致病的最大特点就是疼痛，因寒主凝滞、收敛，影响气血运行，不通则痛，用本方也能预防骨转移。

　　综上所述，肿瘤病因病机复杂，治疗上要各个方面兼顾，综合治疗，不仅治当下症状，还要考虑疾病转归，防患于未然，治未病。此患者虽症状颇多，紧紧抓燥湿相混的主要病机，逐一攻破兼症，双管齐下，必能收到疗效。经过多诊调试，患者上述症状明显改善，四诊见全身僵硬，眠差，鼻头仍发红，触碰出血，口干明显，多痰，故加葛根、薏苡仁、磁石。除此之外，治疗周痹的药物在《神农本草经》中还有萆薢、狗脊、磁石、苍耳、枸杞子，从而可治疗全身僵硬。肺经有热，则鼻头仍发红伴出血，口干，多痰，当以桑白皮泻肺经热。眠差加煅牡蛎重镇安神。

（张萍萍　主治中医师　台州市黄岩区中医院）

2021年6月2日　星期三　阵雨
中医院有天颐堂　师父诊室很敞亮

距上次来西安已有些日子了，6月灼热的阳光跟冬天的寒风形成了鲜明的对比。又到了熟悉的天颐堂中医院，经导医告知，师父换了间很宽敞的诊室。下午1点58分我们推开房门，发现师父早已端坐其中，开始接诊了。师兄们环形而坐，如众星捧月，变的只是门口"全国著名中医肿瘤专家王三虎教授工作室"的巨型牌匾和宽敞大气的房间，不变的是师父为病患解忧的身影。我们立马换好衣服，拿出笔记本和笔，这个时候进来一位患者。

张某，女，61岁，宫颈癌术后（恶性黑色素瘤2期）近1年，出院时下肢静脉血栓形成，骨结核术后，输卵管系膜囊肿。师父看着患者的检查单说道："黑色素瘤属热毒，你是不是容易上火？"患者连忙点头："嗯，是的，平时就容易上火。"师父停下来对我们讲："宫颈癌有些属于寒证，用温经汤作为主方，而这个患者是热证。"在与师父深入交流中，患者把整个病程进行了更详细的描述：发现下肢静脉血栓后，使用过一段时间静脉血栓医用弹力袜；4月行全身体检，癌细胞无扩散；腹股沟区淋巴结切除后，常自觉该区域不适；左肩疼痛4年余，近期加重，并伴有活动受限；术后插尿管一月多，继而出现小便困难。

师父听到这里停下来问："怎么个难法？"患者的女儿答道："我妈妈现在不会想小便，只能定时去一次厕所。"师父反问道："没有尿意，不口渴吗？"患者说："之前有口渴，但是手术后口渴减轻了。"听罢，师父轻声自语："术后口渴减轻。"紧接着患者又说体重半年增加了 2 千克，但是听力几年来有所下降。一位师兄问道："会腰痛吗？"患者的女儿说："腰痛不会，但是我发现我妈妈偶尔会头抖、手抖，但是她自己没发觉。她之前说过上火时耳根会抽，头也抽，连着左牙甚至半边脸都有抽动感，但是做完手术这个毛病也好多了，吃饭一直还好。"

师父提笔说道："这个患者舌红、苔黄、脉弦数。因为她风气痹阻，所以用蠲痹汤，而当归贝母苦参丸解决尿不利的问题，升麻鳖甲汤针对热毒，她还有小柴胡汤证。"用药如下：

羌活 15 克	防风 15 克	当归 15 克	白芍 30 克
黄芪 15 克	姜黄 30 克	石见穿 30 克	肿节风 30 克
川贝 5 克	苦参 15 克	土茯苓 30 克	枯矾 3 克
生薏苡仁 30 克	杏仁 10 克	车前草 30 克	龙胆草 10 克
柴胡 15 克	前胡 15 克	黄芩 15 克	半夏 15 克
党参 12 克	大枣 30 克	甘草 10 克	升麻 30 克
醋鳖甲 20 克	花椒 3 克	石膏 50 克	白芷 10 克

开完处方，师父喝口茶，缓缓补充道："一般来说，黑色素瘤属热毒，当归贝母苦参丸有养血润燥的功效，也能够起到清热除湿的作用，主治小便难，饮食如故。患者手抖、头抖加上右肩部疼痛即外受风邪，气血痹阻，用《医方考》中蠲痹汤祛风除湿，蠲痹止痛再好不过了。"接着又说道："针对患者上火这个问题，中医和西医还是有些相通的，浆液性的细胞瘤多半属于痰饮，鳞癌尤其是黑素瘤多属于火。这个患者平素易上火，日积月累，就是黑色素瘤火热之毒的原因。"

当我们还沉浸在师父对这个病案的分析思考中，这时候过来一位中年妇女，她推着坐在轮椅上初中生模样的瘦弱女孩，递过来一份检查报告，说道："王教授，您好。我女儿右股骨远端骨肉瘤手术后50天了，中间化疗两次。经人介绍，特意从宁夏过来找您看看。"师父笑着答道："又是一位专门从宁夏来的，前面的那位也是。"经过问诊，知道小女孩纳可，眠可，二便正常。因患者手术后不便，师父起身为其切脉，片刻沉吟道："这个脉有意义。"师兄弟们听后，有序轮流前去体会，轮到我摸脉，感觉是明显的滑数脉。

恰巧师父点名问我是什么脉象，我随即回答："滑数脉。"师父先不语，环视弟子们，问道："还有吗？"师兄答："脉象滑数，且左侧较右侧更滑数。"我一听又摸了下脉，好像还真是师兄说的那样。这时候师父缓缓道来："脉象滑数是整体，你们再注意一下尺脉，是不是相比于寸关脉更加滑数，这提示着患者正虚邪实，病进，且热邪较盛，病位在下。"师父的话语犹如醍醐灌顶，点醒弟子们要观察入微，重视细微之处带来的重要信息。

随后师父和蔼地问患者："是不是平时读书太累了，想得太多，休息不好？"患者的妈妈笑着答道："她成绩还好，只是有些偏科，语文前三，数学却是倒数。"一直未言语的女儿露出了尴尬的笑容，自己说道未病之前怕冷，患病以来怕冷减轻，夜喜饮水，常自觉发热，但体温并未升高。

患者说完，师父思考片刻讲道："风邪入里成瘤，有的直中脏腑，伤寒名为太少两感，有的游于四肢九窍，血脉相传，壅塞不通，这个孩子就是后者。百合病者，百脉一宗，悉致其病，也印证了病邪游于血脉之中，壅塞不通而致病。方药可用独活寄生汤加减。"

用药：

独活 30 克	桑寄生 15 克	秦艽 20 克	防风 15 克
细辛 6 克	川芎 15 克	当归 30 克	生地黄 50 克
赤芍 30 克	桂枝 12 克	茯苓 15 克	怀牛膝 30 克
石楠藤 30 克	续断 30 克	女贞子 30 克	蔓荆子 30 克
生石膏 30 克	知母 15 克	土鳖虫 10 克	甘草 12 克
地榆 30 克	生晒参 12 克		

处方完毕，师父对我们说道："一个来月不见，我对《金匮要略》中的'千般疢难，不越三条……'有了更多自己的理解。外邪致病有两个结果，一个从太阳经腧穴入脏腑，一个从四肢九窍流于血脉未入脏腑。"师父爽朗一笑，接着说道："这和《金匮要略》第二章和第三章有关联。"通过跟师学习，我们知道痉、湿、暍、百合病是津液分布不匀导致，而在这个基础上，师父提出病邪也是可以不入脏腑而只在血脉、筋骨间停留的。

师父看出了我们学习所获，说道：前面讲了津液分布不匀，今天补充的这个病例就是病在血脉。这个孩子就是第二个，风邪中于四肢九窍，血脉相传，壅塞不通而引起此病。方中几味中药师父用得神乎其神，土茯苓壮筋骨而伸拘挛，利关节而消壅肿；蔓荆子则主筋骨间寒热，也是师父近来善用的一员良将。其间师父还对患者说可以多吃点葡萄，《神农本草经》记载葡萄主治筋骨湿痹，益气倍力，对病情有好处。点睛之笔是石楠藤，《神农本草经》记载其主养肾气，内伤阴衰，利筋骨皮毛，用在这里恰到好处。

（朱　瑜　马　宇）

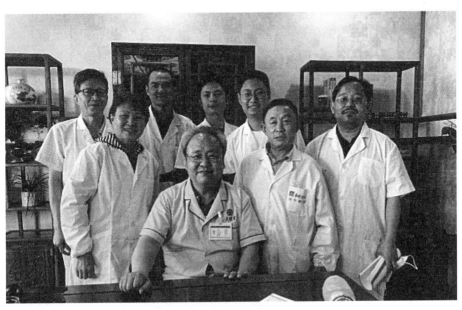

图3　学生随王三虎教授出诊3

2021年6月4日　星期五　晴

百合狐惑阴阳毒　经方抗癌效显著

舌癌是口腔中第一大恶性肿瘤。现代人饮食生活不规律，嗜好烟酒，喜食火锅、麻辣烫、烧烤等刺激的食物，残牙及不合适的假牙，经常熬夜，竞争激烈，心理失衡等许多习以为常的事，都是舌癌的主要诱因，发病率呈逐年上升趋势。

中国当代著名作家，因《白鹿原》获茅盾文学奖的陈忠实先生，就是患舌癌去世。西医治疗舌癌有手术和放化疗。手术是西医重要的一种疗法，但是晚期舌癌患者手术难度加大，即使手术切掉舌头，也无法阻止癌细胞转移扩散。很多人都把舌癌当作不治之症，更有甚者一旦被确诊晚期，就立即失去了对生命的渴望，其实我想告诉大家的是，中医治疗舌癌效果很好。

今天下午随恩师王三虎教授在西安天颐堂中医院出诊。当导医叫号后，一位笑容可掬的老人来到诊室。王教授像往常一样认真询问着这位患者的病情，只听见老人微笑着说："我现在咽喉不痛了，吃饭睡觉都很正常，每天锻炼身体，都是骑自行车10公里以上。"顺着声音望去：这是一位精气神都很好的老人，带着惊讶和好奇，我还是忍不住问老人："你是说你每天骑自行车十公里以上锻炼身体吗？"老人答曰"是的"。我确定没有听错，但这哪里像患者啊？

快速查阅病历后得知，这是一位舌根癌患者，蔡某5年前因为不愿接受西医手术治疗，慕名找到王三虎教授求中医治疗。王教授根据患者病情，为其制定了中医和放化疗一同进行的治疗方案。患者从2017年1月至今，断断续续服用中药5年，中医的保驾护航得使患者顺利完成了西医25次放疗和12次化疗，没有复发转移，生活一切如常人，如此神奇的疗效令我震撼，激发了我对这位患者的格外关注和经方治疗舌癌的深深思考。

另一患者蔡某，男，74岁，西安人。2017年1月27日初诊。咽喉疼痛1年，加重2个月，2016年12月在西京医院确诊为舌根癌。形体可，左颈肿胀，吞咽困难，咽憋胀，说话吃饭疼痛加重，口干口渴，平素喜饮水，无味觉，口苦异味，无汗，恶寒，食可，眠差，大小便可。无高血压、糖尿病史。舌苔厚，脉弦。

辨病：舌癌。

辨证：寒热胶结，燥湿相混。

处方：麻黄升麻汤、小柴胡汤合玄麦桔甘汤。

用药：

麻黄 12 克	升麻 15 克	厚朴 20 克	半夏 30 克
人参 12 克	土贝母 15 克	浙贝母 15 克	柴胡 12 克
黄芩 12 克	玄参 15 克	麦冬 12 克	甘草 12 克
桔梗 12 克			

每日 1 剂，水煎服。

2017 年 7 月 3 日二诊：放化疗后，面黄无华，口中无味，吞咽不利，舌淡，脉弱。予麻黄升麻汤 28 剂，水煎服。

2017 年 8 月 4 日三诊：面色萎黄晦暗，口干，舌苔燥，脉滑。麻黄升麻汤 22 剂，水煎服。

其间断续治疗。

2021 年 2 月 5 日来诊：舌根癌，咽中黏而吞吐不出，咽喉肿痛，舌淡红苔白，脉滑。予半夏厚朴汤 20 剂，平消胶囊 6 盒。

用药：

姜半夏 20 克	厚朴 20 克	海浮石 30 克	紫苏 12 克
茯苓 12 克	浙贝母 12 克	桔梗 12 克	射干 12 克
牛蒡子 15 克	连翘 30 克	甘草 12 克	土贝母 15 克
威灵仙 20 克	升麻 20 克		

水煎服，每日 1 剂。

2021 年 3 月 5 日来诊：头重脚轻，舌淡，苔白，脉弱。前方加枸杞子 15 克，制巴戟天 12 克，肉苁蓉 12 克，龟甲 20 克，菊花 15 克，生杜仲 15 克。20 剂，水煎服。

2021年4月5日来诊：头重脚轻好转，舌淡苔薄白，脉弱。效不更方，上方加生薏苡仁30克，山药30克。30剂，水煎服。

2021年6月4日来诊：近日偶有舌面渗血，无疼痛感，舌面似有膜，无咽喉疼痛，饮食睡眠均好，仔细观其面部、颈部、耳部散在浅淡色斑，大小不一，耳部斑大如蝶形，颈面部斑小如豆类。舌淡红，苔薄白，脉弱。王师说这位患者也是阴阳毒病证。虽然现在症状不明显，但病机仍在，要防止"炉烟虽熄，灰中有火"。处方：升麻鳖甲汤合半夏厚朴汤加减。

用药：

姜半夏 20 克	厚朴 20 克	海浮石 30 克	紫苏 12 克
茯苓 12 克	浙贝母 12 克	桔梗 12 克	甘草 12 克
土贝母 15 克	连翘 30 克	威灵仙 20 克	升麻 30 克
鳖甲 15 克	肉苁蓉 12 克	生杜仲 15 克	薏苡仁 30 克
当归 15 克	山药 30 克	蒲黄 20 克	花椒 5 克
三七 6 克			

28剂，水煎服。每日1剂。

纵观诊治过程：自2017年1月至2020年8月近4年，恩师常用麻黄升麻汤加减，根据病情时用二陈汤、小柴胡汤、玄麦桔甘汤或六君子汤加减。2021年2月至今，以升麻鳖甲汤、半夏厚朴汤为主加减治疗。

按语：重温《伤寒论》第357条："伤寒六七日，大下后，寸脉沉而迟，手足厥逆，下部脉不至，喉咽不利，唾脓血，泄利不止者，为难治，麻黄升麻汤主之。"麻黄升麻汤是《伤寒论》中最复杂的一首方剂，被历代医家称之为"千古疑方""千古奇方"。恩师王三虎教授首次提出麻黄升麻汤就是治疗喉癌的有效方剂，破解了麻黄升麻汤的千古之谜！

本案患者虽然是舌癌，但舌和咽喉相近，病位涉及咽喉，病症相似，故治疗上以麻黄升麻汤为主方。麻黄除寒热胶结、破癥坚积聚、通九窍、调血脉。升麻清热、利咽止痛，制约温补升阳药，是治疗口疮的首选药。故麻黄升麻汤寒热并用，补泻兼施，润燥同调，是解除寒热胶结、燥湿相混病机的有效方剂。阴虚者可加玄麦桔甘汤，是后人通治咽喉病的基础方。脉弦者可用小柴胡汤疏利枢机，助邪外出。

再看《金匮要略·百合狐惑阴阳毒病脉证治第三》："阳毒之为病，面赤斑斑如锦纹，咽喉痛，唾脓血。五日可治，七日不可治，升麻鳖甲汤主之。"《金匮要略》中治疗阴阳毒的升麻鳖甲汤条文，有咽喉不利、唾脓血，《伤寒论》的麻黄升麻汤条文中，有咽喉不利、唾脓血，均说明升麻的清热利咽作用是很重要的。

阴阳毒发病首选升麻鳖甲汤清热解毒、行血散瘀。方中升麻辛凉宣散，《神农本草经》说升麻"解百毒"，透毒外出。鳖甲甘寒咸润，善养阴清热，并能入血脉攻除留滞之毒。当归辛温走散，能养血活血，与鳖甲相合，可增强养阴血、通血脉之功。甘草清热解百毒，调和诸药。花椒温中祛寒，引邪外出。

"邪气郁久顽固变成毒"，升麻鳖甲汤的配伍给我的启示是治疗顽固的血分热毒，应选择清凉辛散之品，升散透达使邪有出路，而不应仅仅苦寒泄下。此外恩师方中用到的升麻和射干，两者配伍，可作为清热利咽止痛的效药。海浮石、土贝母、浙贝母化痰软坚散结，咳吐不利加牛蒡子、桔梗。重用连翘解毒消瘤、消肿散结，《神农本草经》曰连翘治疗"痈肿恶疮，瘿瘤"。威灵仙除最常用于风湿关节痛外，还是治疗食管癌的效药，正如李时珍所说："威，言其性猛也。灵仙，言其功神也。"

中医抗癌路途艰辛，肿瘤的复杂多变，需要医患双方共同努力。本文所写的舌癌患者疗效显著，除恩师王三虎教授的高超医术外，还与患者积极配合、心态乐观、坚持吃药、坚持锻炼身体有很大关系。当然我们主张锻炼身体是要量力而行，根据自身情况选择锻炼方式。

常常听到有的人体检后查出了恶性肿瘤，第一感觉心里无法接受，仿佛天塌下来了。冰冻三尺非一日之寒，《百合狐惑阴阳毒篇》对我们的启发是要重视基础疾病的治疗，当身体不舒服，处于亚健康状态，也许就是出现百合病，要抓紧时间治疗防范，不要等到发展到阴阳毒和检查出癌症的时候才想起治疗。

（刘　颖）

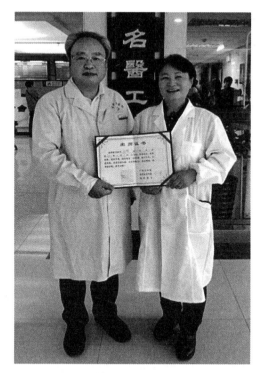

图4　学生随王三虎教授出诊4

2021 年 6 月 3 日　星期四　多云

学思结合打基础　不思而得上层楼

"不思而得"，这句话和我们平时强调的学思结合、多思善记好像很矛盾，一查《论语》，渊源有自，"知之之至，不思而得"，今天师父围绕着这句老祖宗的名言对我们循循善诱，授之以渔。

靠近路边的诊室里，师父正在给一位患者诊治。通过这位患者的检查报告，我们得知其患有胆管癌伴肝转移。患者早已知道自己的病情，心情却没有很低落，她笑着说："通过公众号了解过您的一些病案，看了一些您的文章，这次特地过来找您，我相信您肯定会给我调理好。"医患的互相信任，对治疗来说有极大帮助。师父经过细心问诊，然后提笔在病历本上记录着，边书写边喃喃自语："患者以右胁下疼痛一月余为主诉，就以柴胡剂为主方，还偶有呃逆就要降逆和胃了。"

随后师父让患者伸出舌头：舌淡胖，苔白水滑。师父会心一笑，说道："因寒故痛，这个舌苔说明湿热向寒湿转化，虽然她现在还没有出现明显黄疸，但是按照疾病的发展来说，出现黄疸应该也是必然，而水滑苔难道不是阳黄向阴黄转变的过程吗？这就不能用茵陈蒿汤了，这是柴胡桂枝干姜汤证。"用药如下：

柴胡 15 克	桂枝 15 克	干姜 15 克	人参 15 克
姜半夏 15 克	天花粉 30 克	煅牡蛎 20 克	金钱草 30 克
鸡内金 30 克	姜黄 12 克	郁金 12 克	旋覆花 20 克
代赭石 8 克	陈皮 50 克	竹茹 10 克	瓦楞子 30 克
黄连 10 克	厚朴 30 克	蜈蚣 2 条	延胡索 20 克
鳖甲 20 克			

方毕，师父看着我们，侃侃而谈道："看了这个患者的检查单，我脑子里就出现膈间支饮，刚才患者也说没什么汗，小便也不顺畅，胸口胀胀的。病邪无出处，形成胸胁满微结，正好就印证《伤寒论》胸胁满微结，小便不利……柴胡桂枝干姜汤主之。水停时间长了也伤阴呀，就形成燥湿相混的病机，所以方中有天花粉、煅牡蛎养阴潜阳。再者患者说经常打嗝，便加上旋覆代赭汤，你们说奇不奇怪，这些方子都自己蹦到我脑子里来了。旧书不厌百回读，至理仍从万事经。这就是'不思而得'嘛。这些要用到的东西，不用思考就出现在脑子里了。"

其间患者认真地看着师父，从她的表情，看得出对自己病情的好转更有把握了。出诊室前很开心地说："王教授，听您这么一说，我信心翻了好几番，我就拜托您了，回去好好吃药，等我下次过来看您。"

早上的诊治过程中，还有一个老患者，我们印象较深，为什么呢？因为恰巧是昨天师父解析《金匮要略》里的"千般疢难，不越三条。一者，经络受邪，入脏腑，为内所因也；二者，四肢九窍，血脉相传，壅塞不通，为外皮肤所中也……"这个患者是乳腺结节半年，问诊过程中，患者着重说道："腹泻严重，特别是喝牛奶以后，一天能腹泻十余次。"这时候，一位师兄说道："你这是乳糖不耐受。"患者又诉说：肩胛区域疼痛并且向前连着乳腺。这正是邪气侵袭人体时，流于血脉，壅塞不通而致病。

这位患者无其他不适，舌淡红苔薄白，脉滑。师父在以二贝母汤合小柴胡汤后加上了"灵魂药材"：路路通、漏芦、王不留行。而后说道："患者病邪稽留肌表，这跟以前我跟你们说的风邪入里成瘤说相呼应。这位患者病邪未中脏腑，流于四肢九窍血脉之中，可用内外并治之法，即用内服汤药、外用疏通血脉的方法去治疗。"

一天诊治下来，师兄弟们都疲倦了，师父仍然情绪激昂，还时不时给我们分析今天的病案。临近下班之前，护士敲门进来跟师父报告：有位患者本来预约明天诊治，今天先过来了，在门外看到师父现在空闲下来，所以询问王教授方不方便现在给他们的孩子看看。师父从容应答：择日不如撞日，让他们进来吧。进来的是一家三口，患者是 10 岁男孩，男孩的母亲跟师父讲他们是从青岛过来的，已请师父网诊过几次。孩子诊断是右前臂内侧横纹肌肉瘤Ⅳ期（高危），术后 9 个月。现在主要症状是咳嗽，咳白稠痰。

师父观察了患儿神形、舌脉，交流得知患儿能吃凉食，怕热汗出，之后师父缓缓道出：面胀，舌淡红苔黄，脉滑数。随即在病历上书写：脾经湿热加阳毒。邪留四肢血脉，壅塞不通。而这个患者与之前几位有所不同，前者病邪仅留于血脉，而这个患者是邪留四肢血脉并扰及脏腑。脾主肌肉、四肢，与病位相符，片刻后师父开出药方：泻黄散合升麻鳖甲汤加路路通、王不留行、漏芦。师父激动地说道："王不留行这味药通经脉而行瘀，疗血证，逐痛，除风痹效果甚好，《神农本草经》都有记载。"

师父引经据典，左右逢源，让我们对"不思而得"有了更加深刻的理解，这就是师父想要弟子们做到的吧！

（朱　瑜　马　宇）

2021 年 6 月 6 日　星期日　晴

道术日新日日新　治学态度更认真

这个月跟诊让我们对师父的治学态度、方法和路径有了更深的了解。国画大师徐悲鸿曾说过："道在日新，艺亦须日新；新者生机也，不新则死。"师父庶几近之。

跟师的经历极为丰富多彩，特别是每当师父遇到经典案例，向我们传授其中诊治精髓和思维过程的时候。关于《伤寒论》《金匮要略》中有关条文，师父总会把自己的理解讲述给我们听，就像迷雾中的灯塔给我们指引方向。

第一，"古法之佳者守之"。患者贾某，摘下口罩谈道："王教授，我治疗后好多了，就没继续吃您的药，现在又开始不舒服了。"我翻看贾某的病历：2020 年 11 月 1 日，贾某，男，67 岁，肺癌伴骶骨转移，面赤，颜胀，背痛，腿痛，舌红，苔黄，脉数，不咳，易感冒，高血压病史。处方：独活寄生汤合海白冬合汤。用药：

独活 12 克	桑寄生 15 克	秦艽 12 克	防风 12 克
细辛 5 克	川芎 12 克	当归 12 克	生地黄 30 克
白芍 15 克	肉桂 5 克	茯苓 15 克	杜仲 15 克
怀牛膝 15 克	人参 15 克	甘草 10 克	海浮石 30 克
白英 30 克	麦冬 30 克	百合 30 克	黄连 10 克
制龟甲 20 克	烫骨碎补 30 克	续断 15 克	

32 剂。

2021 年 1 月 3 日：效甚好，痛大减。刻诊：脉滑，舌红。加瓜蒌 30 克。

2021 年 6 月 6 日：鼻衄，面赤，斑，眠差。刻诊：舌红，脉弦数。加大黄 10 克，升麻 30 克，杏仁 15 克。师父着重注意面胀面赤且长斑纹，加大黄泄热，升麻解百毒，其中加杏仁，是因《金匮要略》："……水去呕止，其人形肿者，加杏仁主之。""形"包括头面，而"身"大多指身体主干和四肢，有水气、身肿者可加茯苓，形肿则加杏仁。师父提笔加杏仁，是谓守古法之佳，妙哉。

第二，"垂绝者继之"。"咳而上气，喉中水鸡声，射干麻黄汤主之"是现在大多数医者面对痰饮咳嗽的主要方法。面对喉中有水鸡声的患者，师父转向我们，问道："古籍里还有什么药对此证吗？"我们面面相觑，师父微微一笑："是白前。"《雷公炮制药性解》里载："白前主下气，除嗽气，寒呃上冲，不得睡卧，气逆冲喉，呼吸欲绝，喉中时时作水鸡声。"在射干麻黄汤中加入白前可以说是事半功倍，疗效甚奇。现在面对痰饮咳嗽用白前者可谓少之又少，而师父信守着古法带来的疗效，并选择继承下去。

第三，"不佳者改之"。前几日，一位患者过来就诊，方毕，跟师父聊到她还有便溏，疲倦乏力，师父和蔼地对患者说："可以在外面药店买点参苓白术散吃。"师父一提参苓白术散，站在旁边的另外一位患者连忙说道："之前我拉肚子的时候，听您的，买参苓白术散来吃，一吃就好了，现在我家里都备着几盒，真的很有效。"

师父这时候也讲，多年前，一个老乡突然打电话给他，说她腹泻了八十余天，浑身都没力气，在当地三家医院会诊都没有治好，所以来求方，师父通过问诊得知，是参苓白术散证，就叫她去药店买参苓白术散成药，特意嘱咐是散剂。这个患者照做了，第二天就打电话过来说："昨天到药店买药，药房人员说现在只有儿童用的参苓白术散，两块钱，于是买回来吃了，今天就没有拉肚子了，太神奇了。"师父后来对我们说："汤者，荡也，去大病用之；散者，散也，去急病用之；丸者，缓也，舒缓而治之。之前学中药的时候书上讲的，很多方药，一定要特定的剂型才能达到方剂本身的疗效。"

第四，"未足者增之"。师父治疗肿瘤要求中药全程介入，且整个治疗过程中，中药治疗的优点都有体现：①肿瘤初期阶段，师父很支持手术治疗，认为这样也是减轻中药的负担，且手术以后对中药疗效也起到正向作用。②进展阶段，师父常对我们说中医是积极有效的治疗，对缩小肿块、减轻症状都有显著疗效，这在师父的医案和弟子跟诊日记中都有所表述。③维持阶段，中医药也起到有效地防止复发和防止癌细胞转移、并减少并发症发生的作用。针对术后化疗、放疗对患者身心的极大伤害，中药治疗可以减少损伤，增强患者体质，提高免疫力，有减毒增效之功。④恶性肿瘤后期阶段，癌痛是患者最难迈过的一道坎，癌痛总的病机是气血不通，不通则痛。这与之前师父说的"四肢九窍，血脉相传，壅塞不通"大同小异，同样中药内外并治的效果也十分明显，师父也常开外用方药，如乳香、没药、商陆、甘遂等。其中商陆、甘遂也有利水作用，对癌症腹水、胸水也有疗效。

关于癌热，《金匮要略》有提到"百合病变发热者，百合滑石散主之"。其中百合润燥，滑石利湿，也印证师父燥湿相混成瘤说。这并不是肯定中医否定西医，就像今天下午一位女性患者过来就诊，从精气神来看，这位患者可谓容光焕发，跟常人无二，翻开其病历，得知其 2021 年 5 月 22 日初诊，师父建议其手术，术后过来找师父讲下情况，并询问后面该怎么做，师父给的意见就是找西医继续治疗，该放疗、化疗就按照西医的方法去做，但全程要配合中药治疗。有些扛不住放化疗的副作用的患者，到身体吃不消的时候才来找师父治疗，在中医配合治疗下，才完成余下的疗程。

通过跟诊，我们认识到，师父能够提出风邪入里成瘤说、寒热胶结致癌论、燥湿相混致癌论，是因为真真正正落实了张仲景的"勤求古训、博采众方"。这是师父对中医经典的感悟，以及治学与致用的结合。

（朱　瑜　马　宇）

2021 年 6 月 8 日　星期二　晴

名中医学名中医　还是经方有魅力

4 年前由于偶然的机会，得闻王三虎教授"抗癌攻坚有中医"的授课，我报名赴西安参加"授课＋临证实践"活动，其间被王教授的博学与纯熟的临床能力、深入浅出的带教能力所折服，不久即申请并经王教授恩许成为其门下弟子。后又几度远赴西安求学，但终因琐事缠身加之后来的疫情爆发，暂时中断继续跟师临证，但师父的"风邪入里成瘤说""寒热胶结致癌论""燥湿相混致癌论""把根留住抗癌论"等理念及"海白冬合汤治肺癌""独活寄生汤治肿瘤骨转移"等经验已深入脑海，在此后的临床中取得了良好的效果，门诊患者也逐日增加，复杂疑难病例也随之增多，感觉力不从心。经师父许可，趁五一长假再度飞赴西安，跟师临证。

还真不枉此次西安之行，心中很多疑惑得到化解，同时也见证了学无止境、精益求精的治学境界。经典犹如一座围得高高的围墙宝库，对大众或初学者而言，只能看到宝库的房顶，或许听闻别人说过里面有很多宝贝，只能望墙兴叹，对我们学了经典一段时间的人甚或长时间学经典的人，犹如进入了围墙的大门，在园子周围观察，原来宝库有看上去有点半透明的防盗门，只能通过门洞隐隐约约看到里面的不同宝贝，没经主人同意（指没有传承）根本无法进入。一些人进入了宝库，经过一段时间的揣摩，知道了这些宝贝各自的用处或如何使用或可如数家珍。但今天的师父不但进入了宝库，而且已进入宝库的密室……如何验证之，请大家关注王三虎个人公众号，看看里面发表的文章，一段时间后你就会明白、会发现原来王教授对肿瘤、对疑难杂症的治疗有四两拨千斤的效果的奥妙在这里。

《经方抗癌》书名就是师父知行的真实的写照，《经方抗癌》首先给我们后学者明示其所提出的"风邪入里成瘤说""寒热胶结致癌论"等理论观点均来自"经典"，而非自己一时兴起或为哗众取宠、标新立异之作，绝非空穴来风，而是在真真切切的博采众长、勤求古训、精究经方的基础上，结合自己长期的临床实践后，用现代大众所能接受的语言进行重新诠释的结果，是真正的传承和创新，是真正的发皇古义。其次，《中医抗癌进行时——随王三虎教授临证日记》系列丛书和《经方抗癌》还有很多东西值得我们继续挖掘，以后的路还很长，正如伟人所说"中国医药学是一个伟大的宝库，应当努力发掘，加以提高"。

自己行医几十年，对民间所说"头痛医头，脚痛医脚"的内涵总是领悟不深，此次西安之行真实地见证了中医高手的临证辨治思维真谛，悟出了未来在临床中避免误入"头痛医头，脚痛医脚"怪圈的路该如何走。

话说 2021 年 5 月 7 日，西华门国医门诊部，下午 3 时许。来了个 57 岁陈姓女患者，一进师父的诊室，就喋喋不休，强调自己背部胀痛不适一二十年，加重 1 个月，上腭部火辣感。问她有没其他不适，一概说没有。师父沉思片刻说（我以为要出方了）："有了，'夫心下有留饮，其人背寒冷如掌大'，患者背痛是心下留饮所致，仲景说心下有留饮，其人背寒冷如手大，难道不可以表现为背疼痛吗？读书当领悟其内涵，即文字背后的涵义，而不能死于句下。这个患者肯定还有胃的问题。"

这时患者从背包里拿出了一叠病历（此处选择有临床意义部分）：有 2017年 5 月西安交通大学第一附属医院的胸部 DR 片及 2021 年 1 月陕西省人民医院胸部 CT 片，提示胸椎、肺部无异常，2018 年 6 月西安交通大学第一附属医院电子胃镜示慢性萎缩性胃炎伴疣状改变、糜烂，2020 年 12 月陕西省人民医院胃镜示慢性萎缩性胃炎（C2）伴增生，碳 14 呼气试验阴性。2020 年 12月陕西省人民医院 MR：①胰头钩突部囊性病变。②左肾小囊肿。

到此师父应该看舌诊脉处方了吧？我正期望着师父下一步行动，他却说："不急，你们瞧 2021 年 1 月西安交通大学第二附属医院的小便报告单上显示隐血，有一个 +，这应引起重视，有临床意义"。师父继续追问患者病史，患者补充有口黏、视力下降、眼睛干燥、耳鸣时如有蚊子嗡鸣、黄带阴唇痛，前几年突发面部皮肤瘙痒，脚跟痒，皮肤开裂。

至此师父才察舌按脉，舌暗红，苔厚薄，不匀，有裂纹，脉沉，并辨证为风邪入里，痰饮中阻，九窍不利，胃失和降。方合用苓桂术甘汤、甘草泻心汤、百合地黄汤、赤小豆当归散合方加减。药用：

茯苓 12 克	桂枝 15 克	生白术 15 克	生甘草 15 克
姜半夏 15 克	黄连 10 克	黄芩 10 克	党参 15 克
干姜 6 克	大枣 30 克	赤小豆 30 克	当归 15 克
生百合 30 克	生地黄 30 克	羌活 15 克	防风 15 克
白芍 15 克	黄芪 10 克	片姜黄 15 克	

7剂，水煎服。

师父让我瞬间感悟到医生的三重境界（围绕此患者，境界不为评价医生好坏，境界只是境界）：一者，围绕患者主诉背痛、上腭火辣感就按背痛进行相关的检查、鉴别并用药治疗，几家省级医院西医师就是如此而行；二者，将背痛与慢性萎缩性胃炎联系在一起，结合四诊运用各种辨证方法进行论治，如我辈之流；三者，如师父也，凭借深厚的理论与临床能力不放过任何蛛丝马迹，让病魔无处躲避，原形毕露。

很多患者往往有意或无意地隐瞒部分症状，或者由于疾病症状表现在不同时间段或显或隐，不显时有些症状患者自己可能都忘了，给临床诊治疾病带来困难。我暗下决心，在今后的临床中努力以师父的敬业精神督促自己，向师父看齐。

（黄良民）

王三虎教授点评：

黄良民主任是浙江省金华市名中医，即将退休，仍能千里迢迢，拨冗学习，毕恭毕敬，这是经方的魅力，是现代中医的代表，也是我群弟子学习的榜样。

2021年7月1日　星期四　雨

疼吐胀闭二十年　因病拜师有机缘

拜师跟诊的这段时间，是我从西医思维转变到中医思维的重要阶段，王老师也就成为我学习中医道路上的一盏明灯。经过陕西省国医研究院王书记的介绍，2021年4月4日下午我匆忙地拿着挂号单来到西安益群国医堂二楼，进入宽敞明亮的专家诊室，见到了大名鼎鼎的王三虎老师，也看到很多勤奋好学的学员和排着长队求医问药的患者，让我很震撼，也让我看到了希望，经过介绍，王老师随即给我诊治。

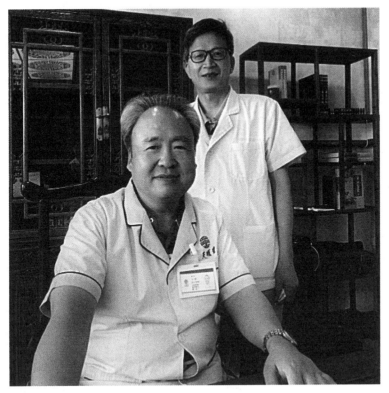

图5　学生随王三虎教授出诊5

　　病况如下：从1998年始，因不洁饮食及不正规的治疗，而引起了结肠炎，主要症状是腹痛、腹泻，经自己探索治疗后有所好转，但是于2018年秋因工作繁忙、劳累，病情有所改变，每吃不洁、辛辣刺激性食物后就会出现上下不通，脐周左右两边胀痛，恶心呕吐，排气不畅，每次发病都用大盐热敷或大承气汤合失笑散缓解。

　　近半年，每次发病用上述方法都不能缓解，需服"小儿脐风散"二三日才能缓解。现症：大便成形，小便可，颈部不适，头汗多，入睡困难，睡觉时鼻塞，咽部不适，刷牙恶心，跑步时心胸憋闷，腿困。舌红苔黏，脉滑数。2021年2月5日肠镜检查显示为回肠末端淋巴滤泡增生。四诊后，师父离开座位，在诊室中徘徊并口中念念有词："少阴病，下利六七日，咳而呕渴，心烦不得眠者，猪苓汤主之。""太阳与阳明合病者，必自下利，葛根汤主之。"我一听，这不是在背《伤寒论》条文嘛。

然后他说道"淋巴滤泡增生就是水饮停留，猪苓汤的靶向器官就是小肠"，又说"风入小肠，伴有疼痛加痛泻要方"，随即很自信地开了药方：

陈皮 15 克	白术 15 克	白芍 30 克	防风 10 克
葛根 15 克	猪苓 15 克	滑石 30 克（包煎）	茯苓 15 克
阿胶 6 克（冲服）	泽泻 15 克	麻黄 12 克	桂枝 12 克
甘草 10 克	生姜 6 片	大枣 6 枚	

10 剂。

我耳闻目睹、切身感受诊治的全过程，深受启发，敬佩之情油然而生。回去服了两剂后，排气畅快，食欲大增，10 剂服完，其余症状相继消失，至今停药两月未再发作。此次亲身体验也证明了恩师理论继承创新同时指导实践方法的可靠性，于是 5 月 6 日我即决定跟师学习两年，来全面提高应用经方治疗疾病的水平。不觉已快两个月，收获满满，结合所学新知识，临床技能日渐提高。中年进修，确有必要。

（雷明信）

2021 年 7 月 5 日　星期一　晴

风邪入里变多端　路径还需放眼看

忙碌的一周学习即将结束，经历了前几天西安艳阳高温和暴雨冷湿交错的极端天气，想着师父常说的"风成为寒热"，觉得这天可吹冷风也可吹热风，那合着人体阴虚或阳虚，同一病，病性虽不同，受风的基本病机则同；治法虽多，但内外合治则一。"风为百病之长"，那治风便是治则之最，无论内风还是外风，只要是邪风都要祛。

今天有很多疑难病，昆明慕名而来的脑血管畸形父子，父狂子痫，那场面若没有亲临，难以想象。师父举重若轻，从风邪入里、痰蒙清窍论治，看似常规，但用药别出心裁，继承而有所发展，真是大开眼界。

今天诸多疑难杂病中，有一案例是完美诠释师父"风邪入里成瘤说"理论。一吉姓女患者，58岁，胃脘灼热两年，口苦、晨起唾液红1年。2020年11月11日胃镜显示：慢性非萎缩性胃炎，胃体息肉（1mm×1mm）无蒂，十二指肠球部粗糙。活检结果：黏膜慢性炎。刻下：胃不适，灼热，不喜冷物，不反酸，时胃胀，大便可，食亢，眠差，尿频。查其舌脉：舌淡红苔白，脉沉。

师父辨证：寒热错杂，热胜于寒，胃失和降。处方：半夏泻心汤加味。用药：

黄连12克	黄芩12克	姜半夏15克	大枣20克
甘草12克	干姜6克	党参15克	栀子10克
淡豆豉10克	蒲公英20克	连翘15克	

30剂，水煎服。

细度该方，病机寒热错杂，用药便温热寒凉并用，然寒凉药比例大于温热药；针对灼热，一个栀子一个石膏，石膏主治中风寒热，止消渴，因为不口渴，故而不用；对于胃炎，师父常用蒲公英、连翘清心健胃，从疮论治。读到这里，大家可能觉得这就是一个半夏泻心汤证患者，燥湿相混、寒热错杂嘛。不，没那么简单哩。其实这位患者早在5年前就请师父诊疗过，事情是这样的：2016年8月4日，吉女士以"两胁痛1年余"来诊。西医检查有脂肪肝，胆囊正常。当时口苦，尿黄，大便尚可，见风头痛甚，汗多，烘热，失眠。舌苔薄黄，脉弦。师父处方：柴胡桂枝汤，20剂。患者首剂效显，尽剂痊愈。

通过学习这个患者的两次治疗方法，风邪入里，它可以从太阳少阳而来，也可从食道——胃而来。六经辨证和脏腑辨证的有机结合，病有千般变化，只要抓住风就对了。借用古语，"造化升平唯一笔，弼成尧舜垂衣日"。师父的学问真是不可胜言。

（马　宇）

王三虎教授点评：

没有 5 年前的柴胡桂枝汤效显，就没今天的半夏泻心汤新案。知识就是联系的学问。大量的实践与联系就是不思而中得产生新知识的源泉和机缘。

2021 年 7 月 6 日　星期二　晴

小病也有大文章　恩师诊病细端详

早晨的太阳虽然不太热，足能让人微汗浸衣，只有地铁站的空调给人一丝凉爽。今天王教授在西安市未央广行门诊部应诊，我提前来到了广行中医馆，把上个月的病例和处方都拍了一遍。不一会儿，师父来了。

今天的患者虽然不多，但是我感到非常有意义，因为师父有时间就给我们众弟子讲述《伤寒论》和《金匮要略》。当师父看到第 10 位患者时，师父说你们看看，让每个人都拿出自己的方子。患者李某，男，58 岁，他形丰体壮，从外表看不出他是个患者啊。患者诉胸闷显著一年余。咳嗽十几年，上楼 2～3 层时感到气喘明显，偶咳少量白色泡沫痰，腰酸，无头晕耳鸣，食可，眠差，口渴，多汗，大便黏腻，小便正常。余未诉明显不适。无冠心病、高血压病史。戒烟多年，平素易感冒。刻诊：面赤，目脱，舌体胖大，质淡红，苔薄黄，脉沉。

我们几个师兄弟们都在动着自己的脑筋，岳元师弟开的是小青龙加石膏汤，我想用麻杏石甘汤，师父说都不对。当时在场的还有医馆的两位高年资老中医，并未发声，想必还在沉思中。师父说这是越婢加半夏汤证，并很娴熟地背出了越婢加半夏汤的汤歌：越婢麻黄草，石膏并姜枣。接着又把越婢加半夏汤的原文说了出来："咳而上气，此为肺胀，其人喘，目如脱状，脉浮大者，越婢加半夏汤主之。"开出处方：

麻黄 12 克　　　甘草 10 克　　　生石膏 50 克　　　生姜 12 克

大枣 50 克　　　姜半夏 18 克　　当归 18 克　　　　生地黄 30 克

我一看，仅仅8味药就把一个看似简单实则复杂的问题处理得天衣无缝。这位先生自觉没有大问题，其实是想请师父调理一下身体的，没想到经师父一看，竟看出了大学问，患者真心佩服。从这个小病可以看出师父不仅对大病重病认真诊治，对小病也是细心入微，洞察秋毫的高深功底，可见对中医的挚爱和担当，不由得让我打心底对师父敬佩和感恩。真是病虽不大奥妙深，小病辨出大学问！

（吴华生）

王三虎教授点评：

张仲景文字精炼，所言者多为典型症状，这就为方证辨证提供了准确可靠的依据。我们往往就凭一个症状，用方也能出奇制胜。如治疗"目如脱状"的越婢加半夏汤，"脚肿如脱"的桂枝芍药知母汤，"苦冒眩"的泽泻汤，两目黯黑、肌肤甲错的大黄䗪虫丸等，屡用屡效，愈用愈神奇。

尽管如此，我们还要举一反三，不然，张仲景在地下有知，也会像孔夫子那样生气"则不复焉"！而我将越婢加半夏汤证的病机定为"热饮壅滞"，推而广之，用于现在非常多见的甲状腺、乳腺、卵巢、肝肾等囊肿，也确有效验，尚不知医圣和各位看官以为然否！

2021 年 8 月 4 日　星期三　晴

人生十字路口多　前后左右不可错

跟随师父出门诊一年多了，这一年多来接诊来自全国各地的癌症患者一万余人，通过大量的患者病情，累积了各类肿瘤患者的病因病机、治则治法。师父手把手带教，使得我在这一年来大开眼界，豁目开襟，医术得到了质的飞跃，尤其是在西安市中医医院的门诊，这里门诊量大，诊务繁忙，甚是学习的好机会。

师父为了锻炼我们，从规范书写病历、四诊，再到最后的处方用药都有严格规定，一般由大师兄马传琦主写，师父最终审核。此举一是能替师父分担诊务，二是锻炼我们的基本功，直到去年8月大师兄出师，我接替了这一棒。当时大师兄跟我说，坐在师父对面写病历1小时相当于我们站在师父身旁3小时……幸得大师兄出师早，我才有此机会，这下我可以摆脱站着学习、光明正大地坐着看诊了。

言归正传，在市中医院的半天真是对我们身心从内而外各方面的考验：一是门诊量大，一早晨45位左右患者，也只有师父这样的大家，能在这样复杂的疾病面前，单刀直入，抽丝剥茧，快速诊断，且疗效惊人；二是忍耐力，在这里出门诊，每次下班都得在下午1点钟以后，胃都开始进行抗议，常常饿得人心里发慌，所以特别感谢患者的理解，一直有序耐心地等待，从未有过抱怨。

谈谈跟师1年多来，我对于肿瘤这个病的认识。对于癌症的治疗，目前中西医治疗各有优势，只不过一说到中医，大多数人认为，中医嘛，就是调理一下，压根不敢想象中医能治病。反观中医，你越不敢想象，越是有意想不到的惊喜，只不过中医界缺少能力挽狂澜的中医大夫，而我可以骄傲地说，我的师父王三虎就是可以力挽狂澜的中医大家。

从跟师以来，我亲眼见证在师父身边治疗的患者80%有明显效果，鲜见无效病例，时不时还诞生奇迹，各种癌症均有治愈病例，对于80%有明显疗效的患者来讲，控制得好，癌症也就是个慢性病，没什么可怕的。西医的手术、放疗、化疗、靶向药，都有一定的适应范围和效果，所以，在抗癌这场持久战中，中医是不可或缺的重要力量。

用一个西安市中医医院今天的实际病例谈一下中药介入治疗的必要性。史先生，51岁，2018年5月做直肠癌手术，之后治疗按规范放化疗，本以为病魔再不会来找自己了，可惜好景不长，于2020年的6月发现右肺部转移，这真是至暗时刻。史先生讲，当时就决定放弃西医治疗，转投中医，经多方打听找到王教授，自2020年9月来诊至现在整1年时间，每月坚持服中药 30 剂，目前身体状如常人。

聊天时史先生说："同时期做手术的病友除了他自己，其他一直坚持西医放化疗的病友全部驾鹤西去了，以前还能在群里一起聊个天，现在只剩下自己一人了，感觉很孤独。"显然史先生是幸运的，选择了中医，选对了中医大夫。当然，我也是幸运的，选择了中医，选对了师父。

（岳　元）

2021 年 8 月 5 日　星期四　晴

膀胱癌伴肺癌三年已过　五年十年二十年笑着过

一扫几日前的持续暴雨，台风"烟花"也拐弯去了舟山。台风过后的天气格外清爽，给夏日的酷暑带来阵阵凉意。今天上午，62 岁的王女士落座后，容光焕发，满脸笑意，说：这次我去了西藏，看了布达拉宫，还看了青海湖，终于如愿以偿看遍了祖国的大好河山。我即想起 1 个月前该患者来诊，说想去一下西藏，问我可行否。我说：发病已 3 年余，身体状况良好，应该可行，但需防受凉，我给开几剂滋补药以壮行。

遥想王三虎老师首次来黄岩中医院开设经方抗癌工作室时，该患者即来就诊，为 2018 年 7 月 18 日。当时患者以"膀胱癌微创术后 6 月余，右肺癌根治术两月余"前来门诊。6 个月前因血尿而诊断为膀胱癌，予以微创手术，病理为非浸润性低级别尿路上皮癌。2 个月前体检发现右上肺玻璃样阴影，同样予以手术治疗，病理为右上肺微浸润腺癌（0.6cm）。现坚持膀胱癌术后盐酸表柔比星针膀胱灌注。

刻下症见：右下胸胁攻冲胀痛，血尿已消失，尿频，大便溏，次数多。听力下降，偶有口苦，疲乏，自汗，腰酸，活动后稍气急气短，纳可，夜寐一般，舌暗红，苔中厚，脉沉。

辨病：膀胱癌、肺痿。

辨证：肺肾两虚，血热血瘀。

治法：补肺益肾，凉血活血。

方剂：海白冬合汤合小蓟饮子。

用药：

海浮石 30 克	白英 30 克	麦冬 20 克	百合 20 克
生晒参 10 克（另煎）		生地黄 30 克	骨碎补 30 克
龟甲 20 克（先煎）		白茅根 30 克	木通 6 克
蒲黄 15 克（包煎）	滑石 15 克（包煎）		栀子 12 克
甘草 12 克			

30 剂。

风邪为最容易忽略的百病之长。《黄帝内经》："四时八风之客于经络之中，为瘤病也。"患者先是患膀胱癌，为足太阳膀胱经受病，为表；后是肺癌，为手太阴肺经，为里；虽两者不是互为表里，但符合"风邪由表入里成瘤说"的依据。湿热毒邪，凝聚于膀胱，血络损伤是膀胱癌的主要病机。

王老师认为膀胱癌或者膀胱内灌注期间，以尿血为主症，多系膀胱热毒、伤络动血证，治疗当遵"六腑以通为用""以通为补"之说，以清热利湿解毒、凉血止血活血为大法，方选小蓟饮子，并加用蒲黄、白茅根等凉血止血活血药，直走尿道，止血而无留瘀之弊。海白冬合汤为王老师治疗肺癌的常用方，结合上述膀胱癌使用的小蓟饮子，组成首次治疗的基本药方。

连续服用 30 余剂，患者精神明显好转，右下胸胁攻冲胀痛、活动后气急气短消失，乏力、腰酸已不明显，但膀胱灌注前后尿频明显，其间出现尿路感染，大便仍溏薄，纳可，夜寐一般，舌暗红，苔薄白，脉沉。

辨病：膀胱癌、肺痿。

辨证：肺肾两虚，湿热血瘀。

治法：补肺益肾，清热利湿，凉血活血。

方剂：海白冬合汤合小蓟饮子合当归贝母苦参丸。

用药：

海浮石 30 克	白英 30 克	麦冬 30 克	百合 30 克
党参 15 克	生地黄 30 克	骨碎补 30 克	龟甲 20 克（先煎）
炙甘草 12 克	当归 12 克	浙贝母 12 克	苦参 10 克
小蓟 10 克	蒲黄 10 克（包）	白茅根 30 克	益智仁 10 克
滑石 10 克（包）			

30 剂。

此后以此方加减治疗近 3 年，盐酸表柔比星针膀胱灌注引起的尿频尿急逐步减轻，也未出现尿路感染的症状，每 3 月 1 次的复查均以上次相仿，患者心态日渐舒泰。

王老师以经方作为中医抗癌的主要利器，主张辨病条件下的辨证论治，不轻时方重经方。本例患者在选择王老师的海白冬合汤合小蓟饮子合当归贝母苦参丸分别治疗肺癌和膀胱癌后，取得了良好的效果，就是这种治学方法的具体实践。

（潘建辉　主任中医师　台州市黄岩区中医院）

2021 年 8 月 20 日　星期五　晴

肺热叶焦发痿躄　未见其人已受益

多年前就耳闻王老师尊名，一位坚守在中医临床的专家，为继承发展中医做出杰出贡献的前辈。后来在网上听王老师课程，醍醐灌顶，如沐春风。进一步结缘，是今年在岐黄网上学习《王解医学三字经》。我对虚劳篇讲到炙甘草汤治疗肺痿，尤其是治疗"肺热叶焦，发为痿躄"的清燥救肺汤颇感兴趣。重症肌无力属中医的"痿证"范畴，属于疑难疾病之一。正好有患者脉证与方药俱合，王师遂学以致用，采用了此方，取得了很好的效果。

李某，男，52 岁，广东揭阳人，农民。2019 年 9 月某日工地工作后，自觉身热头痛、周身不适，入夜加重，当时以感冒论治，后改服中药，反复汗出，热不见退。后十余日后出现左下肢痿弱无力，肌肉拘挛，后多方诊治，效果差强人意，且时有反复。

查体：左下肢肌肉萎缩、无力，内侧肌肉拘挛不舒，夜卧腿内侧发胀、口干烦渴，夜卧口干尤甚，有黏痰不易咯出、咽喉不利日久，身热汗多，恶热，面赤，舌暗红少津，无苔，脉虚大。

此为肺胃津气两伤，以致筋骨失养成痿。治法宜清燥润肺、益气生津。用方：清燥救肺汤合甘草芍药汤：

霜桑叶 15 克	石膏 30 克	阿胶 5 克（烊化）	枇杷叶 10 克
胡麻仁 10 克	麦冬 15 克	人参 10 克	杏仁 6 克
甘草 6 克	白芍 30 克	木瓜 15 克	

每天 3 次，早、中、晚服用。服药两周后患者可以爬楼梯走路，现在经过两个月调理，已可以自由活动，均无不适。

2021 年 8 月得到老师首肯，我成为老师秘传弟子中的一员，能在深圳市宝安区中医院跟诊学习。经过几天学习，方知百闻不如一见。师父临证四诊总能全面中有重点，往往一见如故，病因病机，直中要害，短短的时间就会令患者及其家属心悦诚服，还边看边给我们讲解，旁征博引，如数家珍，娓娓道来，经常紧扣《伤寒论》《金匮要略》原文（这实际上有"攻心为上"的用意），往往令人茅塞顿开、思路泉涌。

尤其是亲见不少重症患者减轻痛苦，延长生命，带瘤生存，乃至临床痊愈。这大大增强了我学习经典、学习经方抗癌的决心。我想根据所见所闻，再结合自己临床实践，定能提高临床疗效、降低医疗费用。"读经典、多临床、跟明师"这一中医成才规律无疑是正确且可复制的。

（卫文林）

卫文林简介：

2015 年从中医爱好者到投身中医的践行者，2016 年拜四川省非物质文化遗产传承人陈云鹤道长为师，学习太素脉法。2019 年在深圳市南山区创立了深圳朴一堂太素中医诊所，2020 年经考核取得了确有专长医师证，同年 8 月成为王三虎教授的秘传弟子，跟诊学习。2022 年经考核，取得了中医执业助理医师证。

2021 年 8 月 30 日　星期一　晴

雄黄量少效力大　白血病也不可怕

研究生毕业的我学中医，但没真正学会中医。想用中医方法治病，却不知道如何应用。为了学到真正的中医，我曾经拒绝了某地方总医院肿瘤科的就职机会，因为那里不能充分应用中医，后来辗转到重庆永川区中医院肿瘤科。在那里，可以用中医治疗疾病了，但苦于不会用啊，心里着急！于是在经过激烈思想斗争后，我决定趁着年轻未婚，走出去学习。

离开三甲医院的我去了广州跟随民间中医学习，再次接触了《伤寒论》，用纯中医治疗疾病，但我越学越觉得不对劲，像走入了死胡同一样，内心苦恼困惑！对运用仲景经方治疗疾病一次一次失望，对《伤寒论》的背诵也一次一次想放弃，甚至不想看那本书。好在我一直认为我是一个幸运的姑娘，果不其然，今年一个偶然因素，我有缘接触了王教授在"喜马拉雅 FM"由杨瑛主任播送的音频课，也看了《中医抗癌进行时 4——随王三虎教授临证日记》，教授那种用经方治疗疾病、治疗肿瘤的思维方式深深吸引了我！终于，我下定了决心来到西安，如我所愿，有幸拜得王教授为师！当然，拜师第二天我就开始跟诊啦。

2021 年 8 月 30 日，这是我跟诊的第 4 天。这一天，我们一共看了 90 多位患者，这是我以前从没见到过的"盛况"，因为大多数患者是来复诊，而且效果不错，效不更方的不少，所以师父在和患者顺畅沟通和谈笑之间，就完成了诊疗，显得信心十足，也颇游刃有余。只要得空，师父还会跟我就疾病进行讲解，把患者的症状和《伤寒论》《金匮要略》条文结合起来，思路清晰，有理有据，这也是我最享受的时刻！

在这么多患者中，我对一位白血病患者的情况给予了格外关注，因为他的治疗方式和治疗效果确实让我大开眼界。下面就容我细细道来。

杨先生，71岁，陕西咸阳人。他是在儿子的陪同下来复诊的，上一个患者还没来得及走出诊室，他们俩就走到了师父诊疗桌前，患者坐下后，师父问："服药后怎么样？"患者看着师父，迫不及待地说："我现在很好，全身哪哪都好！"听到这，看到患者和家属高兴的样子，我们也跟着笑了！这么好的效果，我就产生了好奇心，师父也转过头，看着我说："这个患者的治疗效果还是很不错的！"于是，我对他的治疗过程进行了追踪。

诊疗结束后，我跟随患者跑去诊室外想进一步了解更多细节。结合病历和患者描述，过程是这样的：患者右上腹痛起病6年，脾大复发半年多，白细胞升高，最高达到92×10^9/L，半年内体重下降20kg，于2021年5月在西安交通大学附属医院确诊为慢性粒细胞白血病，行基因检测等相关检查以后，经专科医生评估，无法进行化疗，并建议服用国外进口的靶向药（为进一步弄清楚当时的情况，我加上了患者微信，向他进行了进一步询问）。

据描述，他先后服用了一代药伊马替尼，二代药氟马替尼，在服药后均出现了耐药，表现为脾脏处感觉疼痛，B超显示脾脏增大，查血白细胞增高。在这种走投无路的情况下，西安交通大学附属医院的一位医生介绍患者求诊于师父，患者并于6月4日前来西安天颐堂中医院。症状：面部散在血红色斑，大如绿豆，左臂痛，舌暗红，苔稍厚，脉弦数。师父当时诊断为阴阳毒，予以升麻鳖甲汤加减治疗。用药：

升麻 30 克	醋鳖甲 15 克	雄黄 1 克	花椒 6 克
当归 20 克	甘草 15 克	败酱草 30 克	水牛角丝 30 克
生地黄 30 克	生牡丹皮 15 克	赤芍 15 克	煅牡蛎 30 克
厚朴 30 克	土贝母 15 克		

10 剂。

　　吃上中药，患者毅然决定停止服用西药，2021 年 6 月 13 日复诊，竟喜出望外，最大的效果是两胁下胀痛消失。白细胞 $4.19 \times 10^9/L$，血小板 $76 \times 10^9/L$，与服药前血常规结果对比，白细胞下降明显，故维持原方治疗，再服药 16 剂。

　　2021 年 6 月 29 日，三诊：患者特别强调，服中药期间，一直未再吃西药，自行查血常规，白细胞下降至 $2.94 \times 10^9/L$，每剂药都熬出两天的量。刻下左肢已经不痛，余无明显不适。舌红苔白，脉滑。白细胞 $3.54 \times 10^9/L$。家属说，以前的主治医师看到这个血常规的结果都不敢相信！师父考虑到白细胞低于正常值，为防止攻毒太过，故在原方基础上调整雄黄量为 0.5 克，共 9 剂。

　　2021 年 7 月 13 日，四诊：无明显不适，舌红，苔少有裂纹，脉滑。效不更方，但患者舌上有裂纹，出现阴虚表现，在原方基础上加黄精 30 克。共 30 剂。

　　2021 年 8 月 14 日，五诊：无明显不适，舌红，脉滑。但血常规显示白细胞 $10.44 \times 10^9/L$，血小板 $602 \times 10^9/L$，都高于正常值。这种情况下，邪气反弹，乃在原方基础上将雄黄量增加至 1 克。共 14 剂。

　　这里就是雄黄量的第二次变化，又恢复到初诊时的量，1 克。这次服药后会有什么变化呢？白细胞会降低吗？任何人说了都不算，来看看服药后的检查结果。

　　2021 年 8 月 30 日，六诊：这就回到我文章前面描述的那一幕了。令人欣喜的结果出现。当日血常规显示白细胞 $6.48 \times 10^9/L$，在正常范围！看到这样的结果，患者和医生当然都高兴！虽然患者自己觉得眼干。但不影响全局，继续上方 16 剂。

　　雄黄这味药，可解毒杀虫，但因为有毒，用量小，且使用方法也有讲究，有的人就认为雄黄应该冲服，不得煎煮。但是，有两个事实就不支持这个观点：第一，张仲景升麻鳖甲汤中的雄黄，除了研末，就没强调其他特殊用法，他用药严谨，有目共睹，没有单独提出来特殊用法，那肯定就可以和其他药物一起煎煮。第二，现实中的例子，这位患者前后服用几十剂药，都是自己煎煮，而且都是把雄黄和其他药放一起同时煎。我为什么这么肯定？因为我特地向家属和患者询问过这个事情，他们非常肯定地告诉我煎煮方法："简单，就是把雄黄直接放进去一起煮啊！"我担心听错，再次求证了一次，感谢他们不厌其烦，又跟我说了一次同样的话！

升麻鳖甲汤出自张仲景《金匮要略·百合狐惑阴阳毒病脉证治第三》"阳毒之为病，面赤斑斑如锦纹，咽喉痛，唾脓血。五日可治，七日不可治，升麻鳖甲汤主之"。根据患者情况，师父诊断为阴阳毒，从最初治疗到现在，始终以升麻鳖甲汤为基本方统摄全局，并根据患者每个阶段的具体不适进行药物调整。在这个过程中，疾病控制的情况就需要通过白细胞的量进行评估，当然同时也客观有说服力。

通过治疗，患者全身症状得到了有效改善，但斗争最激烈的往往是在没有硝烟的战场，雄黄与热毒之间的局部战斗，患者并没有感受到，但却成了整个战斗取得胜利的关键。白细胞数值高于正常值的时候，雄黄维持1克，但是当白细胞数值低于正常值的时候，就减少雄黄的量至0.5克。两者斗智斗勇，直到白细胞数值恢复正常，战场归于平静。

我虽然只是看到了8月30日患者就诊的情况，但这样的病例，怎么能不去追踪呢。当我了解到疾病治疗的具体过程后，我不仅实实在在地认识了阴阳毒，大有收获，而且对师父治疗癌症能始终把握全局、运筹帷幄更加佩服！

（秦传蓉）

秦传蓉简介：

主治中医师，2017年毕业于湖北中医药大学，中西医结合肿瘤学专业硕士研究生，师从中国人民解放军中部战区总医院肿瘤中心主任饶智国教授。曾就职于重庆永川区中医院肿瘤科，离职后于2021年拜师王三虎教授，并成为其秘传弟子。目前在深圳九味中医门诊部坐诊。在师父的影响下，临床注重运用中医经典治疗癌症、疑难杂症及常见病。

2021年9月1日　星期三　晴

药简效宏治法当　防治肾癌有经方

今天，我随师父在西安市中医医院国医馆跟诊。由于就诊患者比较多，我们一直忙到接近下午3点才下班。在这些患者中，有一个肾癌患者的治疗效果非常好，当时我就来了兴趣，想把这样一个病案分享给大家。

在讲这个病案之前，先说说我在公立医院上班时遇到的一位肾癌术后的患者。虽然距今已经有两年的时间，但到现在我对他的病情还是能回忆起一些，当时困扰他最大的不适就是腰疼困重，即使按时行相关治疗，腰痛也一直没有得到有效缓解。对于传统放化疗不敏感的肾癌，到底应该怎么去改善这样的情况呢？

记得这位患者后来回了老家，具体结果怎样，我已不得而知。临床上，这样的患者我想应该会有很多。这不，我今天遇到的这位53岁的女性患者，当时就是左肾术后因腰痛腰困求诊于师父的。这位患者在师父这里按时服中药已经1年多，虽然这以前的诊疗过程我没有看到，但是今天我有幸看到了治疗后令人欣喜的结果。

在轮到她就诊时，师父还没开口问，她就说"王教授，我现在腰困腰痛较前好太多了，还有些尿频不适，腿上有红斑"，师父听到这，先为患者把脉看舌象（舌淡胖苔薄，双脉沉）后，转过头对我说"这样的效果还是很不错的，而且，你看看，她用的方，药并不多"，师父打开上一次的处方，跟我说："这是经方瓜蒌瞿麦丸加减。"我一看，一共才10味药！这种用药我当时就惊呆了。在我的认知里，癌症用药不说大方，肯定不会只有10味药。我们来看看用药：

天花粉30克　　瞿麦10克　　　茯苓10克　　　苦杏仁10克

盐菟丝子30克　覆盆子30克　　杜仲15克　　　金樱子肉12克

黄芪30克　　　山药片15克。

瓜蒌瞿麦丸这个方出自《金匮要略·消渴小便不利淋病脉证治第十三》

"小便不利者，有水气。其人苦渴，瓜蒌瞿麦丸主之"。瓜蒌瞿麦丸是师父治疗肾癌的基本方，其中，天花粉养阴，瞿麦利水，这两味药就是治疗癌症燥湿相混的经典对药。临床可根据患者的具体情况进行加减。这位患者舌淡胖苔薄，脉沉，尿频，腰痛腰困，均是肾虚之状，在祛湿养阴的同时，当然要补肾固本。

如果这个病案发出去，不用想，肯定会有人说，这样的方怎么可能治疗癌症，或者就是"不科学"。我不评判这样的说法，因为在我没见过师父这样治疗癌症之前，或者说在没有见到实实在在疗效之前，我也会怀疑，甚至不相信。但是，患者对自己身体状况的清楚程度，是好是坏，是舒服不舒服，想必比任何人都清楚，加上客观的检查，就更有说服力。

当看到这位患者的治疗效果，或者近期多位患者的治疗效果后，我相信了！那为什么这样的方，这样的治疗思路也可以治疗人人皆怕的癌症？我想这样解释可能会更清楚：肿瘤本身就像一张白纸上的一粒黑芝麻，大多数看到的只是芝麻，却忽略了白纸，这主要是因为这芝麻太过醒目。同样，因为癌症是大病，人们眼睛看到的，脑袋里面想的都是这个肿瘤，都是想着怎么除掉这个"眼中钉"，可是，我们却完全忽略了这个人，忽略了这个肿瘤是长在人身上的，试想，我们千方百计去除了肿瘤，这个人却因此不舒服了，治疗还有什么意义。所以治疗肿瘤时，我们还是要坚持"以人为本"，这是师父在我跟诊的第二天就告诉我的。

发现了癌症，即使做了西医治疗，也还是建议用中医来干预，以改善人身体这个整体环境，当癌细胞赖以生存的环境改变了，那它还怎么"胡作非为"？所以，我们本着从人这个整体出发的角度，单从这个患者来说，既然已经做了手术，局部的癌毒已经清除，我们就没必要再用常见的清热解毒药、虫类药、散结药，改善燥湿相混、肾虚脾虚的情况就可以了。这个患者的服药结果就证明这是合适的治疗方式。我在跟诊的过程中，看到的这种开简单方的情况也不在少数。

（秦传蓉）

2021 年 9 月 3 日　多云　星期五

肺癌骨转不可怕　服药七年效堪夸

今天我随师父在西安市中医医院跟诊。我知道今天诊室外肯定又等了不少来找师父治疗的患者，所以我们一下车，就快步走，直奔门诊三楼的诊室。

在说病案之前，我想先说一件发生在我和师父之间的趣事。记得第一次来西安市中医医院跟诊，我很习惯地走上了扶手电梯，而师父却在快步爬楼梯，等他爬上一层时，转过头还在到处找我，因为这，师父笑着说："我都自己走，你这么年轻还坐电梯。"

今天，我们走进门诊楼大厅准备上楼，当我的左脚下意识靠近电梯的时候，师父同时也做了一个向前走的手势，好像知道我要走哪里一样，我明白了，当然是爬楼梯咯，于是我就和师父就边上楼边说话。师父走路都是昂首挺胸，步速快，按照师兄话说那是"健步如飞"，我几乎每次都要跟在师父后面小跑，师父走这么快，上三楼也不会喘气。

我为什么要说这样一件生活中的小事呢，因为，我们的师父也是比较重视养生的，在繁忙的工作之余，喜欢走走路，坚持晚餐少吃，爱喝些茶（茶可是有防癌作用哦，师父在 8 月 30 号就专门发表一篇名为"王三虎论食疗·茶饮"的文章，他对茶的功效可是很有见地的）。

当我们走到诊室门口时，果不其然，已经有人坐在诊桌前了。今天，我跟往常一样，坐在师父旁边看他为患者诊疗。不过，让我没有想到的是，今天师父突然让我单独看诊（看诊完以后师父会进行审核），从写病历到最后开处方，我都得自己完成，这让我既开心又紧张。

在我看诊的患者中，有一个 73 岁的女性肺癌患者让我印象深刻，一方面是因为她自己未到现场看病，而是由儿子代为开药，另一方面，是因为这个患者坚持在师父处开药治疗了 7 年。能坚持 7 年之久，是下了多大的决心啊！于是我就想进一步了解她治疗的详细过程。

据患者儿子回忆，7 年前患者因为胸部疼痛，前往医院行 PET-CT 检查，经临床综合评估，确诊为"肺癌骨转移"，前后共化疗 5 次。因为化疗副反应明显，不能继续，故患者在家属陪同下辗转找到师父治疗。骨转移后疼痛非常人能忍受，第 1 年在服用中药时，同时也在服用止痛药。到了第 2 年，就有明显效果了，患者没有明显疼痛了，就自行停止服用止痛药，此后，就一直坚持中药治疗。

这样，不仅生活状态得到了改善，更重要的是，这几年，患者前后一共复查了 3 次，病灶都在明显缩小，具体数值，患者儿子已经记不清楚了。至于现在情况怎样，由于近两年再没有复查，但据她儿子说病情确实得到了明显改善，目前生活能够自理，能料理日常家务。今日复诊，其子代述：刻下症状是口苦、头晕、大便稀，舌暗红，苔黄。患者已经停用止痛药 6 年，考虑目前主要问题在肺的病灶上，所以基本方就是我们熟悉的海白冬合汤。用药如下：

海浮石 30 克	白花蛇舌草 30 克（代白英）	麦冬 30 克
蜜百合 30 克	甘草 6 克 黄芩 10 克	北柴胡 12 克
桂枝 10 克	煅牡蛎 15 克 天花粉 15 克	大枣 20 克
薏苡仁 15 克	防风 10 克 葛根 15 克	黄连 10 克
天麻 20 克		

每日 1 剂，颗粒剂，分两次冲服。

海白冬合汤是师父治疗肺癌的自拟方。我想，要想了解师父，读过师父文章的人，一定不陌生。我对这个病案格外感兴趣，一方面是因为患者能够坚持 7 年不间断地服用中药，而且带瘤生存的状态也非常好，这不仅让我对患者由衷佩服，也让我被海白冬合汤的魅力深深折服！另外一方面当然是因为这是我随师父跟诊后的第一次开方，心内好生欢喜。师父提出的"肺癌可从肺痿论治""燥湿相混致癌论"，师父、师兄师姐在多篇文章中都已经说了很多，也列举了不少案例，今天，我也来说说我的观点。

今天早上在上班的路上，师父就跟我说起张仲景《金匮要略》中的肺痿实际上就是指肺癌，虽然临床上我们可以见到肺不张、肺纤维化之类的肺痿表现，但这还只是一般的疾病，仲景说的肺痿，重点强调的还是肺癌这个重病，因为"肺癌就是肺痿"这个观点已经得到了普遍认可，我就不再赘述。在《金匮要略·肺痿肺痈咳嗽上气病脉证治第七》中，张仲景用来治疗肺痿的方一共有6个，依次是甘草干姜汤、射干麻黄汤、皂荚丸、厚朴麻黄汤、泽漆汤、麦门冬汤。临床实践中，并不是遇到肺癌，然后把所有这些方都拿来用作治疗，而是先确定肺癌这个病，再在这个病的基础上辨证论治，选方用药。

在我跟诊的这几天，以上几个方师父都用过。因为今天接触的患者用的是海白冬合汤，那我就重点说这个方。海白冬合汤是师父在《金匮要略·肺痿肺痈咳嗽上气病脉证治第七》中麦门冬汤的基础上，通过多年临床经验总结发展而来。麦门冬汤原文："火逆上气，咽喉不利，止逆下气者，麦门冬汤主之。"这里的"火"是哪里的火？要弄清楚。

那我们回到本节的开头，仲景第一句话就是"热在上焦者，因咳为肺痿"，火、热同性，这里的火就是上焦之火，当然了，肺就属于上焦。至于火从哪里来，仲景同样在本节第一段就说明白了，"肺痿之病，从何得之？师曰：或从汗出，或从呕吐，或从消渴，小便利数，或从便难，又被快药下利，重亡津液，故得之"。说明津液亏虚导致肺痿是关键，阴虚火旺，我想这个火就是上焦虚火，且本节说"脉数虚者为肺痿"，就进一步证实是虚火。

但在肺癌这个大病中，说虚火上逆就显得太轻微，按照师父所说，应该是大气上逆，煎灼津液，咽喉不得濡养，必然不利。这里为什么要说"大气"？幸得师父提点，你看，在《伤寒论》第279条"大实痛者，桂枝加大黄汤主之"，《黄帝内经·生气通天论第三》"膏粱之变，足生大丁"，我们可以看到，只有在非常严重的情况下，才用"大"这个字，所以在肺痿的病因中，我们用到了大气上逆，当然治疗就是"止逆下气"。

既然根源是津液亏虚，那首先考虑的就是滋阴，但是，难道只需要大剂量的滋阴药就可以逆转乾坤吗？显然不能！那要怎样治疗呢？不急，首先我们来看看麦门冬汤原方药物组成：麦门冬七升，半夏一升，人参三两，甘草二两，粳米三合，大枣十二枚。原方以大剂量麦冬滋阴，师父在临床上一般用 30 克。为防止滋腻，故仲景用半夏，这里半夏我想有三层意思，其一就是降逆气；其二就是利用它辛温之性，防止麦冬滋腻太过；其三，就是它燥湿的功效，配麦冬，用在癌症治疗，刚好符合师父提出的"燥湿相混致癌论"。

人参，绝对不能用党参代替，尤其是在癌症治疗中，因为人参在这里合炙甘草一方面可大补元气、健脾益气，顾及先后天之本，使养阴有了足够的动力，另一方面，在癌症治疗中，人参还具有抗癌的功效，这是现代实验研究所证实的。师父在这个方基础上，加上海浮石、白英、百合等药物，组成海白冬合汤，化痰散结，益气养阴。这样一个简单的方，就可以用来治疗"燥湿相混"的肺癌。我见过师父根据患者病情，在此方基础上加一两味药有之，有加多味药也有之，小方能治疗大病，当然也可以用复杂方对复杂病，只要有效，只要像这位患者能够坚信中医，能够坚持服药，还是会取得比较好的疗效。师父经常说，我们不反对用西医方法治疗癌症，但我们认为癌症治疗，中医不可或缺。

以上是我就这个病例对"肺癌可从肺痿论治"和海白冬合汤这个基本方的理解。在我的临床实践中，我受师父"燥湿相混致癌论"观点和海白冬合汤来源的启发，也多次运用麦门冬汤加减来治疗湿热后期津液亏虚的情况，效果不错。师父提出的这些理论均让我耳目一新，对我中医思维的提升和临床技能的提高都给了极大帮助。

那从这次治疗中，我还得到了什么启发呢？我想就是遇到一个疾病，在治疗顺序上的把握了。这位患者初诊时是肺癌骨转移，疼痛是她最急需解决的问题，这时候，我们还是以海白冬合汤为基本方来治疗吗？显然不是。记得我在第二天跟诊时，一个长期服药治疗的癌症患者出现了严重便秘，病情也危重，师父当时就说"急则治其标"，先通大便，一改往常治疗癌症的处方，开了黄龙汤加减。同样，我们今天的这位肺癌患者，刻下最急的就是止痛，骨转移引起的不适已经远远超过了肺癌引起的呼吸道症状，所以以独活寄生汤为基本方加减治疗，同时配合止痛药，当然，肺癌治疗还是要兼顾。

据患者儿子回忆，到第二年，患者就不痛了，索性完全停用止痛药，且在巩固治疗多个疗程后，病情得到控制。这时我们就要集中力量来解决肺癌的问题，所以海白冬合汤就成为主方，此时就是"缓则治其本"了。我想"急则治其标，缓则治其本"，这句话大家并不陌生，师父在诊疗过程中，就是这样做的，即使是癌症，在急症面前也要暂时"屈居第二"。这种治疗方式使我在临床中以纯中医治疗疾病更加得心应手，要不然，尤其是癌症治疗，分不清主次的时候，那就是打乱仗。

俗话说"病来如山倒，病去如抽丝""冰冻三尺非一日之寒"，各种邪气相混日久导致的癌症，治疗绝对不是一件简单的事情，医生要有技术，患者也要有耐心。像这位肺癌患者，坚持了 7 年，带瘤生存得很好。谁说肿瘤科的医生没有成就感，我想这个病案，对我们来说，就是一种成就感。

（秦传蓉）

2021 年 9 月 3 日　星期五　多云

双癌经过四年间　海茜当归芍药散

今日师父照例在西安市中医医院国医馆出诊。距离上次来西安跟师学习已有两月之久了，一切都还那么熟悉，熟悉的地铁，熟悉的路线，熟悉的诊室，还有师父那熟悉的身影，倍感亲切。路过诊疗大楼门口的时候，一缕桂花香飘来，"未见其花先闻其香"，今年第一次闻见桂花香，这是多么开心的事，比此更值得高兴的，是诊疗刚开始就收到的喜讯，一位宫颈癌术后患者在师父中药的保障护航下安稳度过 4 年光阴。

"王教授，早上好呀"，一位阿姨面带微笑进来了。师父和蔼看着患者："早上好，你看着气色不错嘛。"我翻开这位阿姨泛黄的病历本：刘某，51岁，西安人，在 2016 年 2 月确诊宫颈癌并手术，2017 年 4 月又诊断有右输尿管癌，行放化疗。于 2017 年 10 月 4 日来西安市中医医院寻恩师王三虎初诊。刻诊：食可，眠可，二便无异常，右踝肿，舌淡胖，苔薄白有齿痕，脉沉。辨证为血水互结，方用当归芍药散合海茜汤，30剂。

复诊，水肿消退，病情稳定，无不适。之后患者每月坚持复诊，偶有间隔。就诊期间病情也有过转折，如2018年11月2日就诊：乏力，昼多汗，盗汗，近期体重下降很快，并伴有干呕、咳，声低气怯，舌淡脉沉，加养正消积胶囊。次月3日，患者检查有甲亢，坚持服药后，汗出较前减轻，体重维持稳定，干呕和咳消失，但依旧声低气怯，腿肿。2019年1月4日复诊，患者无不适，腿肿消。后继续服用师父的汤药，至今病情稳定，无明显不适。患者前后来诊30余次，现已是师父的"忠实粉丝"。

今日来诊，刻诊：无不适，二便可，舌淡红，苔薄白，脉沉。用药：

当归12克	赤芍12克	白芍12克	川芎12克
泽泻12克	茯苓12克	土茯苓30克	海螵蛸30克
茜草15克			

患者拿着处方单，站起身："王教授，我现在没什么明显不舒服，但是坚持吃您的药，感觉心里就踏实，谢谢您！"说完便出门去了。看着处方，我心里默默背诵着《金匮要略》里当归芍药散的条文："妇人怀妊，腹中疠痛，当归芍药散主之。""妇人腹中诸疾痛，当归芍药散主之。"心想：师父诊断为血水互结，结合患者舌淡胖、苔薄有齿痕，右踝肿，为脾土运化水湿不利之象，肝经过阴器抵小腹，肝血瘀滞乃致血水互结于腹。当归芍药散调和肝脾活血利湿，此时不用更待何时呢？可是用海茜汤是何意？

之前师父说过，海茜汤出自《黄帝内经·素问》里的四乌鲗骨一芦茹丸，主血枯之肝肾精血亏损，有益精补血、止血化瘀之功。方中茜草，是入血分，起到行血通经、活血不留瘀的作用。这个能理解，那乌贼骨呢？而张锡纯在《医学衷中参西录》中认为："诸家本草，载此二药之主治，皆谓其能治崩带，是与《内经》用二药之义相合也。又皆谓其能消癥痕，是又与《内经》用二药之义相反也。本草所载二药之性，如此自相矛盾，令后世医者并疑《内经》之方而不敢轻用，则良方几埋没矣。而愚对于此二药，其能治崩带洵有确实征验，其能消瘿与否，则又不敢遽断也。"

　　带着疑惑，我百度起来了海螵蛸：《神农本草经》记载："咸，微温，无毒，主女子漏下，赤白经汁，血闭，阴蚀，肿痛，寒热，癥瘕，无子。"其中的"味咸"让我恍然大悟，不仅如此，诸家本草、《雷公炮制药性解》，海螵蛸功效里都有主"癥瘕"。再回忆起师父平时跟弟子们讲解案例的理法方药时，也常常从《本经》里引经据典，我大概懂得师父的用意了，从刚学习中医中药开始，就是讲中药的性味归经，咸能软坚这点在这怎么能忘了呢？

　　大道至简，最朴素的其实是最有价值的，师父阅万卷书，化繁为简、返璞归真的治学态度是弟子们所不能望其项背的。

（朱　瑜）

2021年9月11日　星期六　晴

不虚渭南跟师行　淋巴瘤病有喜惊

　　今日，我随师父来到了渭南市中心医院名中医馆跟诊。这是我第一次来渭南，还来不及看看渭南的城市风貌，就和师父快步来到二楼。果不其然，跟在其他地方坐诊的情景一样，师父的诊室外已经等候了不少患者，看到师父走进诊室，就听到有的患者说"王教授终于到了"。快速做好诊前工作，我们就开始接诊了。除了慕名而来新的患者，复诊的患者也不少，而且大多数效果都还不错。这不，在下午，就有一个淋巴瘤患者给我们带来了惊喜。

　　这位患者走进诊室坐下来，我们都以为他是新来的患者，正准备问诊时，他自己就说"我是有滤泡性淋巴瘤，2018年确诊的，主要是在腹股沟区和双腋下，当时没有化疗，从那时候起就断断续续在吃王教授您的药"，师父想了一会儿，硬是没想起来。然后他就接着说："这一年，我用王教授以前给开的这个处方，时不时买来药喝一段时间，去年因为自己觉得腹股沟的淋巴结有增大，就又买来服用了，从2020年5月至今淋巴结都没有明显增大，今日您来渭南了，我想着过来让您给看看。"

我们听到这，可是高兴了，患者坚持用中药治疗已经3年，虽然是间断服药，但病情一直都控制得不错。因为间隔时间长，我们已经找不到他当年的就诊记录了，因此，对他保存的处方我们就更好奇了，待患者微信发给师父以后，我一看，就是小柴胡汤加减呀。用药如下：

姜半夏20克	醋柴胡12克	黄芩12克	夏枯草20克
煅牡蛎20克	红参9克	白芍12克	土茯苓30克
生姜12克	甘草10克	茯苓12克	陈皮20克
益智仁12克	红花12克	炒蒺藜20克	

这就是原方，15味药。要问小柴胡汤这么简单的方可不可以治疗淋巴瘤，这个患者的疗效就足以证明了！据患者描述，刻下症状：大便每天两次，有排不尽感，有颈椎病。舌红苔薄黄，脉沉。效不更方，原方加葛根20克，将夏枯草增加至30克，白芍加至15克。

有人会问小柴胡汤为什么可以治疗这位患者的淋巴瘤，我们来看看，这位患者自己说了，肿大淋巴结在腹股沟和腋下，这不正是足厥阴肝经、足少阳胆经循行的部位吗，综合考虑，当然首选小柴胡汤了。就像我们在2021年9月2日关于乳腺癌的医案中，用到生石膏一样，同样是考虑到了循经的情况。"经络所过，主治所及"，肿瘤的治疗，我想这同样适合。

当师父把这个处方发到"网络弟子授课群"时，其中一位姚医生就说："又一个含蒺藜的万病积聚复方：真了不得！点赞！"我感觉大多数学员对这样的疗效有点习以为常了。这位患者淋巴瘤的治疗，散结是非常重要的，所以，为什么发到群里的处方，蒺藜受到了格外关注？那肯定是有其过人之处。

我们看，蒺藜除了我们熟知的祛风疏肝之效外，在《神农本草经》中蒺藜可"破癥结积聚"，我在跟诊期间，确实经常看到师父常用蒺藜这一味药。当然，具有散结、疏肝作用的还有夏枯草，这个药可不能被忽略了，所以师父加到了30克。这位患者走后，师父远程看了一位在英国的肺积水患者，这样的情况，患者说西医除了引流再无他法。当时师父就感慨："中国的老百姓赶上了好时代，治病既有中医，又有西医。"

师父被称为"经方抗癌第一人"，这不是徒有虚名，当然也来之不易，古话说得好："不积跬步无以至千里，不积小流无以成江海。"这应该也是我们弟子需要学习的地方。师父不仅对《伤寒论》《金匮要略》中的条文信手拈来，也时常会兴高采烈地跟我们分享他每次新的感悟。记得我刚来到西安时，师兄们就跟我说过"师父虽然每天看那么多患者，但他还在不断学习，不断更新自己的知识库"。

在渭南跟诊还有一天，我想明天也能看到不少正在康复的患者，当然，也包括肿瘤患者。因为，对我们来说，这已经不是奇迹，而是再平常不过的事了。

（秦传蓉）

2021 年 9 月 13 日　星期一　晴

把握全局海茜汤　效获平稳宫颈癌

今天是 9 月我在西安跟诊的最后一天，虽然连日来的跟诊让我已经有些疲惫，但还是打起精神，拖着行李箱，背着书包，一早随师父来到了西安天颐堂中医院。

今天上午诊疗完预约的患者，师父就得前往北京了，下午一点多的高铁，但看到诊室外等待的患者，我们知道今天上午的工作还比较繁重，所以快速做好准备工作就开始接诊了。

"病来如山倒，病去如抽丝"，用这句话来形容癌症再合适不过。癌症治疗必须拿时间跟邪气对抗，治疗得越早，坚持得越好，看到的效果也会更好，我们在跟诊期间，总会看到坚持了好几年的患者，按时到师父这里开中药，关键是他们对癌症不恐惧了，心态好，生活习惯也好。

今天，我又遇到了这样一个患者，从初诊到现在，除了今年8月因为疫情原因不能到诊外，其他每个月都在家人陪同下按时到师父这里开药，她的情况我来分享给大家。

60岁的郝奶奶，2020年3月23日因"宫颈癌根治术后十余天"就诊，刻下患者面黄，其他饮食、睡眠、大小便均正常，舌淡，苔白，脉弱，有"胆结石""肝囊肿"病史。师父以"海茜汤"为基本方加减治疗。直到今日，都以该方总揽全局，每次仅根据患者不同的情况进行调整，从病历记录来看，于2020年12月2日复诊时，患者在就诊前复查一次，并未发现阳性结果，病情稳定。

海茜汤由海螵蛸和茜草两味药组成，在此基础上，师父根据患者具体病情做了加减，最后一次处方如下：

海螵蛸 20 克	茜草 10 克	当归 15 克	川芎 15 克
白芍 15 克	生地黄 30 克	生晒参 5 克	土茯苓 30 克
薏苡仁 30 克	醋莪术 10 克	金钱草 30 克	天麻 10 克
狗脊 10 克	柴胡 10 克	炒苍术 20 克	肉桂 10 克
炙甘草 10 克	菊花 20 克	茯苓 30 克	生石膏 20 克

看到这，可能有的人会问，仅仅两味药怎么可能治疗癌症？不急，我们先来看看这个方的来源。海茜汤出自《素问·举痛论第三十九》，原文如下："岐伯曰：病名血枯，此得之年少时，有所大脱血；若醉入房中，气竭肝伤，故月事衰少不来也。帝曰：治之奈何？复以何术？岐伯曰：以四乌鲗骨，一芦茹，二物并合之，丸以雀卵，大如小豆；以五丸为后饭，饮以鲍鱼汁，利肠中及伤肝也。"在《黄帝内经》中一共出现了十三方，这里的四乌鲗骨一芦茹丸就是其中之一，是用来治疗血枯的，但血枯到底是什么病？张锡纯在《医学衷中参西录》中有记载"海螵蛸为乌贼鱼骨，其鱼常口中吐墨，水为之黑，故能补益肾经，而助其闭藏之用"，并以该方治愈血崩一症。

师父根据多年肿瘤治疗的临床经验，认为血枯就是宫颈癌，就是这种妇科肿瘤引起的出血。乌鲗骨就是海螵蛸，芦茹就是茜草，海茜汤是师父就这两味药取的方名，好记。海螵蛸软坚散结，补益肝肾，茜草活血止血。出血是宫颈癌引起的典型症状，但没有出血并不代表不能用。宫颈癌的发病年龄多集中在 45 ～ 55 岁，按照师父的看法，海螵蛸刚好针对了妇科肿瘤肝肾不足、癥瘕积聚的基本病机。"瘀血不去，新血不生"，血虚又能导致血瘀，妇人以血为用，所以宫颈癌不管是血瘀还是血虚，茜草用之既能活血又能止血。海茜汤，两味药，精炼有效。我们看张仲景的方，除了薯蓣丸药味多以外，其他都是药少效宏，有目共睹。

我们在跟诊时发现，师父治疗癌症，不是以大剂量的以毒攻毒、化瘀散结之品为主，而是从整体出发，通过调节人体功能来达到抗癌的目的，所以用药和缓，不伤正气，在坚持服药到一定时间后，患者大都能保持病情平稳，生活、工作如常。本病案仅以海茜汤为基本方，把握住全局，再在这个基础上进行加减，这就是师父的过人之处。我见过一个服药好几年的肺癌患者，治疗一直都是海白冬合汤加减。

为这个奶奶看完病，我们又接诊下一位。虽然时间紧迫，但师父还是会条不紊地开展工作。对于初次就诊的患者，师父会让我首先书写病历，并让我提前思考好诊疗方案，这对我来说，是一个很大的挑战，不过，这样我就不是单纯的抄方，而是对一个病有了明确的诊疗思路，以后也可以举一反三。遇到特殊的情况，师父会停下来给我进行讲解，小到一味药，如升麻的功效，大到一个病，如痉病、湿病，他这样通过理论和实践相结合总结出来的观点让我逐渐对《金匮要略》有了大概的认识，也坚定了我学习经方、运用经方的信心。当时有一个患者还感慨："有一个这样愿意实心实意教的师父带着，真是你们的福气！"是啊，记得几个师兄也跟我说过，跟着师父一天，比我们自己摸索 10 年还强。

听着师父的讲解，看到病情稳定或者好转的患者，连日跟诊的疲惫不知不觉就消退了。

（秦传蓉）

2021 年 9 月 15 日　星期三　晴

活用经典好榜样　战略战术方药当

今天随恩师在北京四惠南区中医门诊出诊。下午门诊来了一位患者，由女儿陪同就诊，一进门就说："吃了您的药，现在病情一直稳定，想请您再给看看"。师父说"那就好"，老师一边看诊，一边亲自书写病历。

刘女士，女，75 岁，长春市人。2021 年 4 月 15 日，北京三溪堂中医门诊就诊。患子宫内膜癌 9 个月，阴道出血起病至今，排液时出，子宫腔内实性占位 35mm×29mm×41mm，为病理分化差的癌。近一月睡眠差，精神形体可，时有阴道血性液体，会阴凉，食少，舌淡红，苔白，脉弦数。此前已跟师父通过网诊服海白冬合汤合温经汤 15 天，自觉口干口渴。师父建议先手术，前后都吃中药。继予温经汤 20 剂。

患者于 2021 年 4 月 23 日手术。5 月 2 日即出现腹胀、腹痛难忍，不排气不排便，诊断为肠梗阻。师父通过视频网诊给予处方：

大黄 6 克	厚朴 15 克	山楂 12 克	枳实 15 克
白芍 12 克	木香 12 克	槟榔 12 克。	

一剂药后腹痛缓解，随后自行排气、排便。后经 8 次网诊调方，失眠、恶梦等得以解决，精神气色好。考虑到长时间未面诊，病情变方亦当变，师父建议面诊。刻诊：精神气色可，恶心，眼袋突出，手抖，食欲差，夜间口干，腹中灼热，瘢痕尤甚，影响睡眠。舌红苔黄，舌下有瘀斑，脉弦。近 1 个月体重下降 5kg。CA125＞1000U/mL，人附睾蛋白 360.80pmol/L。近日胃镜提示：胃息肉、慢性非萎缩性胃炎。方用甘草泻心汤合升麻鳖甲汤合百合滑石散合抵当汤。用药：

甘草 10 克	姜半夏 15 克	黄连 10 克	黄芩 10 克
干姜 10 克	人参 12 克	大枣 30 克	升麻 30 克
鳖甲 20 克	当归 12 克	百合 30 克	滑石 15 克
水蛭 12 克	虻虫 6 克	大黄 6 克	桃仁 15 克
贯众 15 克			

30 剂。

师父一边书写病历处方，一边跟我们解释道："根据这个患者的表现，目前胃病成为主要问题，故用甘草泻心汤。腹中灼热，瘢痕尤甚，影响睡眠，正应了张仲景'百合病变发热者，百合滑石散主之'。因为病属阴毒，所以用升麻鳖甲汤。下焦蓄血，所以用抵当汤。而且，我发现了一味好药，《神农本草经》说贯众味苦，微寒，主腹中邪热气，诸毒，杀三虫，《本草经集注》说贯众破瘢痕，明确指出贯众治疗腹中邪热气，瘢痕，此人此病此时用之，恰逢其时。"

本案的成功，首先是战略（手术加中药），其次是战术，小承气汤危急之中显身手。8 次网诊，步步为营。如今证变方变，方药精当。师父重视中医经典，在临床实践中不断解读、应用经典，不断有新的发现，使古老的著作焕发新的活力，这是他不断学习、不断思索、不断实践的结果。师父的经典语录——没有经方，我将无所适从。遇到疑难怎么办，经典著作找答案！也是他的日常诊疗的真实写照。

（张　强）

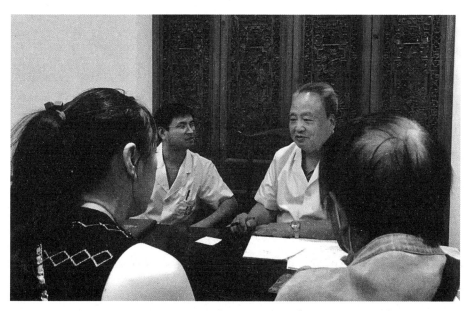

图6　学生随王三虎教授出诊6

2021 年 9 月 19 日　星期日　晴

上腔静脉综合征　木防己汤有奇功

张女士，73 岁，2021 年 8 月 15 日由其两个女儿推来深圳市宝安区中医院流派工作室就诊。患者确诊 T 淋巴母细胞瘤白血病 1 年，化疗后。轮椅来诊，面目浮肿，项部粗壮，胸闷气喘，颈前静脉曲张，嗜睡欲眠，大便可。既往高血压病史。查：舌红苔白，脉滑。

西医诊断：上腔静脉综合征。

中医诊断：留饮。

治法：化饮利水。

处方：木防己汤加味。

用药：

防己 30 克	桂枝 15 克	生石膏 80 克	人参片 15 克
枳实 30 克	茯苓 60 克	姜半夏 20 克	紫苏子 30 克
苦杏仁 15 克	猫爪草 20 克	煅牡蛎 20 克	

7 剂，水煎服，每日 1 剂。

王老师讲："药有个性之专长，方有合群之妙用。"在这里选用木防己汤为主，辨病选方用药均有辨病施论治、专病专用、的对之方的妙用。《金匮要略·痰饮咳嗽病脉证并治第十二》："膈间支饮，其人喘满，心下痞坚，面色黧黑，其脉沉紧，得之数十日，医吐下之不愈，木防己汤主之。虚者即愈，实者三日复发，复与不愈者，宜木防己去石膏加茯苓、芒硝汤主之。"而上腔静脉综合征从支饮论治用木防己汤也是多有效验（可在王三虎公众号看 6 月 4 号的文章）。

2021 年 9 月 15 日复诊，有效，面目颈项肿渐消，喘减，精神可。事实证明，当一个月以后的今日再来复诊的时候，患者仅仅吃了 14 剂药，吃吃停停，但前后的照片对比，效果已非常明显。

这种现象前后对比，就令我们内心赞叹了，作为跟诊学习的弟子来讲，无疑是拿到了金钥匙。现代病名与古代经典中病症的重合，遣方用药、取得如此的显效，非得有多年的践行经方的研究与临床经验，否则怎么能与医圣的临床思路时隔千年遥相呼应。疗效诚不我欺！患者家属也都心生安慰，连声道谢。这是为医者的担当与使命，付出与荣耀。我辈何其有幸，能遇见师父这样的经方大家，传授经验，细心指导，不仅激励出理论自信，也真真切切提高了临床自信。

（卫文林）

2021 年 9 月 19 日　星期日　晴

刻骨铭心癌症痛　人参作用不言中

即便是医学领域的专家大师，面对亲人的重大疾病也有束手无策的时候。近日深圳某医院生殖领域著名专家在母亲得了胰腺恶性肿瘤后，找到了最好的医疗团队，用了最好的治疗方法，手术非常成功，但是术后老人家万般痛苦，多方救治无果，经介绍来师父处就诊。肉眼可见腹部术后伤口，不忍目睹，老人原本白净的面庞透露着中国母亲的坚韧，但是病痛折磨得她眉头紧锁，虽然是大家听不懂的方言，也能深切感受到她受到何等的煎熬。

陈阿姨，75 岁。2021 年 8 月 15 日，深圳市宝安区中医院初诊：右胁背痛五六年，胰腺癌术后 3 个月，右胁背疼痛连右胯，平躺则甚，严重影响睡眠，每晚几乎无法入睡，右脚麻木，切口下刺痛如虫咬样，怕热汗多，口苦黏腻，食欲差，精神差，二便可，舌红苔薄，脉弦。

诊断：伏梁。

证型：风邪入里，升降失常，肝郁阴虚。

治则：疏风解郁，养肝护阴。

处方：柴胡加龙骨牡蛎汤合一贯煎加味。

用药：

柴胡 10 克	黄芩 10 克	半夏 10 克	人参 10 克
白芍 30 克	炙甘草 10 克	龙骨 20 克	牡蛎 20 克
生地黄 40 克	川楝子 10 克	沙参 10 克	麦冬 20 克
当归 20 克	枸杞子 10 克	延胡索 20 克	郁金 20 克
乌药 10 克	小茴香 10 克		

7 剂，日 1 剂，水煎两次分服。

2021 年 9 月 19 日复诊：其间照方取药一次，共服药 15 剂。陈阿姨这次不再眉头紧锁，偶尔带着笑容，依然用听不太懂的方言讲她右胁背痛连右胯疼痛已经减轻三分之二。现在可以翻身，食欲仍一般，厌油腻，食多则梗，眠差，但较之前改善，有时可睡三五个钟头，动则汗出，精神一般，大便时干。舌红苔薄，脉弱。复诊处方：上方加鸡内金 30 克，山楂 10 克，炮山甲 5 克，桂枝 10 克，黄连 10 克，干姜 10 克。7 剂，日 1 剂，水煎两次分服。

就诊一次，服药半月，收到如此疗效，家属深深叹服中医的博大精深，虽然专家给专家写感谢信送锦旗的场面我们已经不是第一次见了，对于师父来说这也不算什么，但是患者的疼痛大为减轻，似乎从地狱又回到人间，让患者和家属都看到了希望，也的确令医患同感欣慰。作为经方抗癌团队，师父带领我们不断钻研探索，攻坚克难。夯实理论基础，精准辨证选方是师父对弟子们的基本要求。

《伤寒论》第 107 条："伤寒八九日，下之，胸满烦惊，小便不利，谵语，一身尽重，不可转侧者，柴胡加龙骨牡蛎汤主之。"胁肋疼痛从肝经论治，肝气不舒引起失眠，柴胡类方为首选，自不必多说。柴胡、黄芩、半夏和解表里；人参能止痛是师父的探索发现，更是抗癌要药，此时不用更待何时；白芍柔肝止痛；龙骨、牡蛎重镇安神。一贯煎出自魏玉璜《续名医类案》，主治肝肾阴虚，肝郁气滞，胸脘胁痛，疝气瘕聚。

阴虚是基础，久则致肝郁气滞胁痛，肝胃不和，虚热则咽干口燥，生地黄滋肾阴清虚热，川楝子行气疏肝止痛，沙参、麦冬养肺胃之阴，清金培土荣木，当归、枸杞子养血滋阴柔肝，延胡索、乌药、郁金、甘草缓急理气止痛，小茴香辛温散痞益肝，兼通三焦真气。此二方一而贯之，疏利肝胆，解郁养阴，理气止痛，故痛去大半，祛邪即扶正，不缓亦不急。

（张　晓）

王三虎教授点评：

抓主症是门诊艺术，也是刘渡舟教授的名言。癌症患者疼痛就是最大痛苦。柴胡加龙骨牡蛎汤与一贯煎都能止痛，但一起用的医案少见，这是癌症复杂的病机所决定的。《人参抗癌论》是我早期的论文之一，但对人参止痛作用的认识则是近年临床所得。有意思的是，再看经典，直叹仲景早已明言在先。《伤寒论》第 63 条："发汗后，身疼痛，脉沉迟者，桂枝加芍药生姜各一两人参三两新加汤主之。"已有开端，《伤寒论》第 305 条："少阴病，身体痛，手足寒，骨节痛，脉沉者，附子汤主之。"则更加明显。因为附子汤就是真武汤去生姜加人参，一变利水之方为止痛之剂。身体痛，骨节痛，占脉证之半，人参的止痛作用昭然若揭。

再看《伤寒论》第 386 条："霍乱，头痛发热，身疼痛，热多欲饮水者，五苓散主之；寒多不用水者，理中丸主之。"尤其理中丸方后加减法中，"腹中痛者，加人参，足前成四两半"更是响鼓重锤，反复叮咛。再看《金匮要略·妇人妊娠病脉证并治第二十》"腹痛恶寒者……当以附子汤温其脏"就更加确切无疑。有意思的是，《金匮要略·胸痹心痛短气病脉证并治第九》中的人参汤，其实就是理中汤，为什么在这里改叫人参汤？就是和病名相呼应，既然如此，条文中略去"痛"就可想见。

2021 年 9 月 19 日　星期日　晴

辨病容易辨证难　仔细问诊现倪端

中秋小长假的第一天，深圳宝安区中医院流派工作室。上午八点钟，刚刚开诊，就走进来一位中年男性，王某，46 岁，体检发现肺结节 1 年，胸背牵扯疼痛不适，偶咳嗽，反复清嗓，爱深呼吸，多汗，腿冷，手脚冷，晨起乏力，自觉常常底气不足，发声不畅，眠差，睡中腿抖多年。查体：舌红苔薄，脉滑。1 年前胸部 CT 提示：双肺多发磨玻璃影，大的右肺上叶10mm×7mm。今复查提示右肺上叶最大磨玻璃影 11.8mm。

诊断：痉病、肺痿。

证型：风邪入里，心肾不交，痰气交阻。

治则：祛风解表，清热化痰，交通心肾。

方用厚朴麻黄汤加味（颗粒剂），用药：

麻黄 2 包	厚朴 3 包	石膏 2 包	黄连 3 包
肉桂 2 包	佛手 1 包	瓜蒌 2 包	射干 2 包
干姜 1 包	细辛 1 包	五味子 1 包	甘草 2 包
党参 2 包			

《金匮要略·肺痿肺痈咳嗽上气病脉证并治第七》对肺痿的论述："问曰：热在上焦者，因咳为肺痿。肺痿之病，从何得之？师曰：或从汗出，或从呕吐，或从消渴，小便利数，或从便难，又被快药下利，重亡津液，故得之。"肺痿的病因就是《金匮要略》上说的这几条吗？在师父看来，显然不是。师父认为，风邪入里是肺痿极为重要的原因之一，经过详细问诊，患者常年多汗、腿冷、手脚冷并有腿抖等症即为风邪入里的重要证据。再者，失眠也是另一重要病因。长期失眠，阴液暗耗，内热中生，心肾不交，心火亢盛，进而灼肺，炼液成痰，与风相合，久而成痿。师父还指出，痉病与肺痿在病因上有着千丝万缕的关系，《金匮要略·痉湿暍病脉证治第二》云："太阳病，发热无汗，反恶寒者，名曰刚痉。"又云"太阳病，发汗太多，因致

痉"。根据患者的种种与风有关的临床表现，再结合《金匮要略》的论述，说明肺痿与痉病均与风邪入里有关，二者都有相同的病因，只是发病后的发展与临床表现不一样罢了。

经过对本例患者的诊治，我对肺痿又有了更高层次的认识。本案辨病为肺痿，但怎么辨证呢？师父在诊治患者过程中善于详细问诊与仔细甄别，找出疾病表现的蛛丝马迹，这个细节在精确辨证中发挥了重要作用，真是辨病容易辨证难，仔细问诊现倪端！师父在详解经典而又不拘泥于经典的过程中有所创新，弥补了书本上的疏漏。

（毛世洲）

2021 年 9 月 21 日　星期二　晴

一人四病四经方　癌症早期费思量

治未病是中医的最高境界，但从何处入手，则缺乏切实可行的有效途径，甚至有些肿瘤切除术后病例常常无证可辨。膀胱低度恶性潜能的乳头状尿路上皮瘤，是膀胱癌的早期病变。从中医角度如何辨治，也缺少文献依据。正如师父所言，临床才是最好的老师，才是创新的源头。三四个听起来并不常见的病发生在一个患者身上会有哪些表现？如何辨证？如何施治？今天，深圳市宝安区中医院流派工作室的一份病例，值得思考。

蔡先生，26 岁。初诊：膀胱低度恶性潜能的乳头状尿路上皮瘤术后 1 个月。腰痛 4 月余。8 月 19 日入院诊断：腰椎间盘突出症，高尿酸血症，肥胖症，强直性脊柱炎，人类白细胞分化抗原 27 阳性。骶髂关节 MRI：双侧骶髂关节异常改变，左侧骶髂关节偏下段多发骨髓水肿。8 月 27 日行经尿道膀胱肿瘤激光切除术。

刻诊：乏力，汗多，髋骶髂关节不适，纳眠可，二便调。查体：形体肥胖，体重 100 千克，面部从 6 岁左右开始长褐色斑点，现全脸均匀散布

3mm左右褐色斑点，舌红苔白，舌体胖大，脉沉。

辨病：胞痹，阴阳毒，顽痹，痰饮。

辨证：风邪入里，痰毒瘀阻，水湿不化。

治法：化痰行水，祛风止痛，活血解毒。

处方：独活寄生汤、升麻鳖甲汤、苓桂甘枣汤、瓜蒌瞿麦丸加减。

用药：

独活 15 克	桑寄生 15 克	秦艽 15 克	防风 15 克
细辛 5 克	川芎 15 克	生地黄 30 克	白芍 10 克
肉桂 5 克	杜仲 15 克	牛膝 15 克	人参 10 克
升麻 30 克	鳖甲 20 克	当归 15 克	花椒 5 克
穿山龙 30 克	五加皮 30 克	天花粉 30 克	瞿麦 30 克
茯苓 30 克	桂枝 10 克	甘草 5 克	大枣 30 克

7剂，日1剂，水煎，两次分服。

根据西医学一人检查出十余种病很常见，但中医辨病一人四病不多见，四方合用也很少见。但临床实际确实存在，这也是中医整体观念的具体体现。"胞痹"这个词我仅在《素问》中看到过，《素问·痹论》云："胞痹者，少腹膀胱，按之内痛，若沃以汤，涩于小便，上为清涕。""阳毒"这几年在临床上比较常见。《金匮要略·百合狐惑阴阳毒病脉证治第三》："阳毒之为病，面赤斑斑如锦纹，咽喉痛，唾脓血……升麻鳖甲汤主之。""顽痹"见于《诸病源候论·风病诸候》："皮肤肌肉麻木不知痛痒或手足酸痛之症。"《医林绳墨·痹》："久风入中，肌肉不仁，所以为顽痹者也。"独活寄生汤祛风，升麻鳖甲汤解毒，苓桂甘枣汤化气行水，瓜蒌瞿麦丸利水养阴走水道，合用之扶正祛邪，标本兼治，分消走泄，解除当前痛苦，且防患于未然，不亦说乎。

（张　晓）

王三虎教授点评：

我提出"风邪入里成瘤说"业已多年，但仍缺乏具体细节和更多证据。尤其是风邪与癌症之间的过渡阶段，或者说癌前病变，以其兼证、变证等复杂关系还有待更多的临床资料，使证据链更加紧密充分和完整。今天这个病例说明，膀胱低度恶性潜能的乳头状尿路上皮瘤这个膀胱癌的早期病变，与风邪关系密切。

风邪不仅入里扰乱膀胱气机，而且还长期盘踞体表筋骨，形成顽痹。风邪日久成毒也称"风毒"，是中医的特有认识。但风毒与肿瘤的关系，是我对阴阳毒与肿瘤关系多方思考观察的情况下发现的。阴阳毒的"面赤斑斑如锦纹"，在这个患者漫长的病机演变中始终存在、且逐步增多就是证据。

阴阳毒不仅是喉癌、宫颈癌等癌症严重阶段的表现，也是许多癌症的共同基础疾病和疾病发生发展过程中的不同时期的某些表现。这几个疾病见于一个人身上，为我们深刻认识癌症的病因病机、发掘治疗方法有重要意义。

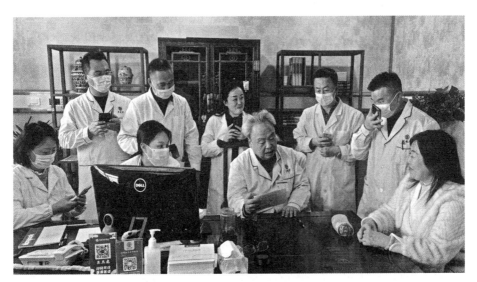

图 7　学生随王三虎教授出诊 7

2021 年 9 月 21 日　星期二　晴

三例肺痿非偶然　睡眠不足是关键

当人们沉浸在中秋节的喜庆气氛的时候，在深圳市宝安区中医院流派工作室，师父王三虎教授又把中秋佳节过成了劳动节。今天虽然是中秋节，但患者还不少。下午，一连来了 3 个肺痿患者，令我眼界大开！

患者一：文某，女，49 岁，右肺下叶背段浸润癌术后两月余，仍右胸痛，皮肤风团瘙痒无定处 1 个月余，服抗过敏药有效，矢气多。两年来汗出成流，失眠多年，习惯熬夜，胃胀时作，食欲亢，大便干，食辣易上火，烦躁易怒。查体：面黄，舌暗红，有黏液带，脉缓。胸部 CT：左肺上叶磨玻璃小结节；胃镜：慢性浅表性胃炎，胃底胃体多发性息肉；乙肝小三阳病史。

诊断：气阴两虚型肺痿。

治法：化痰散结。

用药：

海浮石 30 克	白英 30 克	麦冬 30 克	百合 30 克
煅蛤壳 30 克	青黛 2 克	黄连 15 克	瓜蒌 30 克
姜半夏 15 克	北柴胡 10 克	黄芩片 10 克	干姜 5 克
桂枝 10 克	醋延胡索 15 克	大枣 30 克	甘草片 10 克
猫爪草 20 克	土贝母 30 克	浙贝母 30 克	醋鳖甲 20 克

7 剂，水煎服。

患者二：林某，女，63 岁，该患者已网诊、面诊共 3 次，今天是第 4 诊，子宫恶性肿瘤术后近两年，右下肺结节 1 年余。平素大便干结，失眠，舌干，便干。刻诊：服药明显有效，大便顺畅，睡眠明显改善。查体：精神形体可，舌淡红，苔薄，脉弱。2021 年 7 月 10 日胸部 CT：肺部见一 9mm×10mm 结节影，较前略大，周边少许毛刺状改变。

诊断：气阴两虚型肺痿。

治法：化痰散结。

用药：

海浮石 30 克	白英 30 克	麦冬 30 克	生石膏 30 克
百合 30 克	姜厚朴 30 克	黄芩片 10 克	黄连 15 克
姜半夏 15 克	人参片 10 克	生地黄 50 克	酒女贞子 10 克
猫爪草 30 克	瓜蒌 30 克	炒酸枣仁 30 克	柏子仁 15 克

5 剂，水煎服。

患者三：黎某，男，48 岁，2021 年 5 月 23 日初诊：体检中发现肺结节 8 个月，腰椎间盘突出症史，2016 年行胃胰之间"胃肠间质瘤切除术"，2020 年 12 月行胆结石胆囊切除术。降结肠管状腺瘤，直肠增生性息肉。后项下有小鸡蛋大小脂肪瘤。肝囊肿 12mm。眠差，夜尿频，大便不成形。

2021 年 8 月 15 日二诊：胸闷，便溏。

2021 年 9 月 21 日三诊：眠差。查体：形体、精神气色尚可，舌红苔稍厚，脉滑。辅助检查：胸部 CT：肺部见一磨玻璃结节 3mm，肺中叶及右上叶下舌段少许间质性改变及部分亚段膨胀不全可能。

诊断：气阴两虚型肺痿。

治法：化痰消积。

用药：

海浮石 30 克	白英 30 克	麦冬 30 克	百合 30 克
炒芥子 30 克	炒僵蚕 15 克	橘络 15 克	蒺藜 10 克
姜半夏 20 克	瓜蒌 30 克	黄连 10 克	桃仁 15 克
薏苡仁 30 克	山药 30 克	乌梅 15 克	防风 10 克
生地黄 30 克	黄芩片 15 克	苦参 15 克	茯苓 10 克
肉桂 5 克			

14 剂，水煎服。

连续接诊 3 例肺痿患者，在师父的诊室里，并非偶然，可见肺痿在临床之常见，发病率之高。上述 3 个病例，与我本月 19 日跟诊日记写的一例肺痿病例也有相似之处，皆有汗多、失眠、便难等症。肺痿的病因，《金匮要略·肺痿肺痈咳嗽上气病脉证治第七》已详有说明："问曰：热在上焦者，因咳为肺痿。肺痿之病，从何得之？师曰：或从汗出，或从呕吐，或从消渴，小便利数，或从便难，又被快药下利，重亡津液，故得之。"但根据师父数十年的临证经验与理解，肺痿病因还有一个重要病因，那就是失眠、熬夜。现代人，睡眠不足十者占其三。长期失眠、熬夜，阴津暗耗，阴液耗伤，肺失濡润，阴虚炼津成痰，加之外受风寒，而成肺痿。

在师父诊治的病例中，除了治疗肺痿常用厚朴麻黄汤、海白冬合汤外，解决患者的失眠问题也是师父处方用药的重中之重。病例一为肺癌术后2个月的患者，除了有的汗出成流、失眠、大便干等肺痿病因外，为什么患者手术后会出现皮肤瘙痒无定处呢？师父给出的答案是：风邪！肺痿，癌肿就像马蜂窝，手术将马蜂窝捅了，风邪虽然逃逸了，但风无处可遁，溢于肌肤，而发瘙痒。这进一步佐证风邪入里是肺痿极为重要的原因，这一比喻何其贴切！连续对3例肺痿患者的接诊，使我对肺痿的病因病机有了更深刻的认识。当今社会，肺结节、肺癌的发病率相当高，这不得不引起我们临床医生的高度重视。

（卫文林）

2021年9月30日　星期四　晴
实际临床多病杂　病方对应是大家

2019年的5月，我西学中毕业后，参加第一位老师——临海市名中医徐海虹老师举办的讲座，其中印象最深的，是浙江中医药大学的原校长沈敏鹤教授讲课。他说：有小孩的家庭，基本上都有"美林"的退热药，却从不会备紫苏、薄荷、荆芥等既便宜疗效又好的中草药，这是国民的悲哀。这句话深深地触动了从事儿科工作30多年的我。

试问：发热了不用美林、抗生素、抗病毒药和激素，还有什么药可用呢？尽管西学中毕业 3 年了，但还是很迷茫，发热的孩子来了怎么办呢？无独有偶，一个三门县来的小孩，二十多天高热不退，经朋友介绍，慕名来找我。该小孩 3 岁，在三门县当地输液一星期无效，转院至台州医院，输液一个星期，高热仍然不退。不得已到上海儿科医院骨穿，指标正常，白细胞也正常，就是高热不退。

刻诊：精神萎靡，食欲差，两颈部有数个淋巴结，无咳嗽，二便正常。医院该用的、可以用的抗生素都用上了，依然没有起到退热的效果。这正是考验我用中医中药的时候。当时我就用小柴胡汤加减合蒲公英、煅牡蛎、海蛤壳和焦三仙，另加花椒、生姜和薄荷泡脚，让其出汗，结果用药两剂后高热即退。此后在我处服用了一个月的中药，颈部的淋巴结和脾胃均调理正常了。从此以后，临床上西医解决不了的疑难杂症，我都用中医中药治疗，往往取得意想不到的效果。这使我越来越觉得，要用纯中医的思维、纯中医的方法，为患者服务。

为了实现梦想，我不远千里，来到古都西安，拜在全国著名的经方大师，获得广西、陕西"名中医"称号的王三虎教授门下。跟师的第一天，也许是旅途的劳顿，我整天不在状态中。这天的患者很多，很多来自全国各地，有肝硬化、肝癌、肺癌脑转移、乳腺癌、直肠癌、子宫癌、胰腺癌、黑疸、上腔静脉综合征、食管癌、前列腺癌、白血病等疑难杂症。经了解，这些患者术后有四五年、七八年，甚至十几年的。

今天，吃好了，睡足了，精神抖擞跟着师父门诊。其实，我在台州黄岩中医院已经跟过师父十余次了，不仅对师父的诊疗风格有所了解，更主要的是欣赏师父的辨病论治能力。下面的病历，就有登堂入室之感。

李某，女，48 岁。胸闷气短 3 年。3 年前淋雨后，出现胸闷气短，诊断为慢性阻塞性肺病，还有弥漫性甲状腺肿。刻诊：痰多，不咳，有黄痰，口苦，胸中嘈杂，胃部不适，脐周痛。舌淡苔薄，脉滑。

师父辨病为：短气病，结胸病。

处方：茯苓杏仁甘草汤、橘枳姜汤，小陷胸汤、栀子豉汤加味。

用药：

茯苓 12 克	杏仁 12 克	甘草 12 克	陈皮 12 克
枳实 12 克	干姜 10 克	黄连 10 克	姜半夏 12 克
瓜蒌 30 克	栀子 12 克	淡豆豉 12 克	柴胡 12 克

浙贝母 12 克。

师父解释道：短气病既非内伤久疾，又非外感新病，而"短气不足以息"，是其为升降气机痞塞，则必然兼备胸脘痞闷。若无胸膈胃脘气塞，何来短气不足以息之症？而这个患者的特点是兼有小结胸病。师父又说：临床和书本不同，学的时候一个一个学，实际临床往往错综复杂，多病同见。我们只能以复杂对复杂，不能以简单对复杂。

（尤爱娟）

尤爱娟简介：

1995 年毕业于绍兴卫校，西医医生。2017 至 2019 年浙江中医药大学台州西学中班毕业，2021 年通过全国中西医执业助理考试，2020 年成为王三虎教授的秘传弟子。

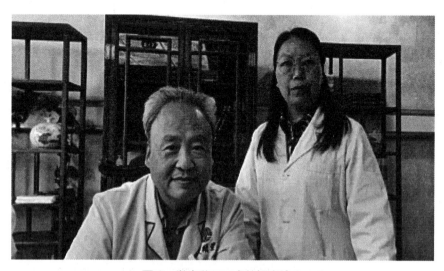

图 8　学生随王三虎教授出诊 8

2021 年 10 月 1 日　星期五　晴

软骨肉瘤一年余　少用雄黄解余毒

今天是国庆节，普天同庆的日子，师父没有放假休息，仍然在西安天颐堂中医院全天坐诊。我们随师父跟诊，最喜欢师父就一个病的病因病机和处方用药进行全面分析，每次都听得津津有味，当然今天也不例外。

我在跟诊过程中，发现师父用到升麻鳖甲汤的地方特别多，刚开始见师父用我还纳闷："《金匮要略》中的百合狐惑阴阳毒病，不仅病名听起来怪怪的，关键是这些病现在还有吗？升麻鳖甲汤这么普通的方为什么能治疗阴阳毒？""有，怎么会没有，而且还多着呢！比如很多癌症患者，会见到面赤、脸颊红血丝、咽喉痛、面有斑疹痘。"师父说："这些就是阴阳毒中的阳毒，而且基本都会用到升麻鳖甲汤，当然阴毒我们也会遇到，同样是用这个方。"临床遇到的多了，看到师父经常用，时常跟我们讲解，我们也就见怪不怪了。

给我印象最深刻的就是升麻鳖甲汤治疗白血病，因为我不仅看到了治疗效果，而且还写了文章，收录在"王三虎"这个公众号里，已被很多人熟知，尤其是雄黄这味药，它的用法和功效就很出彩。很巧，今天下午，师父再次用升麻鳖甲汤治疗了一个颈椎软骨肉瘤术后的小姑娘。患者今年 17 岁，颈椎软骨瘤术后近 1 年，2021 年 6 月 3 日初诊，刻下症状：面疖明显且多发，舌淡红苔薄，脉沉。查血小板 $48 \times 10^9/L$。师父辨病属阴阳毒，辨证为风邪入里成毒，伤筋动骨。予以升麻鳖甲汤加减治疗，用药如下：

升麻 30 克	当归 15 克	花椒 6 克	甘草 12 克
醋鳖甲 10 克	白芷 10 克	蒲公英 30 克	连翘 15 克
葛根 20 克	肿节风 30 克	石楠藤 30 克	续断 30 克
蔓荆子 30 克	威灵仙 30 克		

10 剂。

2021 年 7 月 5 日二诊，面疖较前减少，舌红苔黄，脉沉。根据师父提出的"风邪入里成瘤"说，他认为本病就是风邪入骨成毒，祛风解毒的同时，需要补肾壮骨，所以在原方基础上加醋龟甲 30 克，骨碎补 30 克，络石藤 30 克，共 30 剂。

2021 年 8 月 30 日三诊，患者诉经期月经量大，舌红苔薄，脉沉。师父则加了治疗崩漏的名方，出自《黄帝内经》的四乌鲗骨一芦茹丸，师父简化为海茜汤。即原方加茜草 10 克，海螵蛸 30 克，共 30 剂。

今天下午，患者在父母陪同下来诊，当她拿下口罩，师父就说："你们看，她面疖的情况较前可改善了不少。"她的父母同时点头认可，患者话不多，也点头默认，师父再问："月经量大的情况有改善吗？"她说："有改善。"其父亲补充道："服药后有腹泻表现，每日一次，但没有出现身体不舒服。"舌红苔薄，脉沉，血小板 40×10^9/L。

师父解释说，服药后出现腹泻，通俗点说就是"排毒"的表现，服药后邪气要有排出去的通道，大便多就是途径之一。张仲景在《伤寒论·辨太阴病脉证并治》第 278 条说过："伤寒脉浮而缓，手足自温者，系在太阴，太阴当发身黄。若小便自利者，不能发黄。至七八日，虽暴烦下利日十余行，必自止，以脾家实，腐秽当去故也。"这里下利多日后腐秽去，也就是一种排毒表现，可见仲景是认可这种情况的。

根据患者目前的情况，师父在原方基础上加了雄黄 0.5 克，共 30 剂。为什么要加雄黄？因为患者母亲也需要请师父看病，故在父女俩到医院二楼去拿药时，师父趁机向小姑娘的母亲解释道："软骨肉瘤是恶性程度很高的肿瘤，虽然目前有些改善，但毒邪根本潜伏，炉烟虽熄，灰中有火，极易复燃，不可掉以轻心。要看到平静水面下的暗流涌动。所以这一次加上了雄黄，以毒攻毒，虽说这药有毒，但用量有限，不需要担心，坚持服药一月。"母亲听后说："感谢王教授，确诊后我们没选择化疗，当初跟她一起住院确诊骨肉瘤的病友，有几个已经走了。"

《神农本草经》谓雄黄："味苦、平。主寒热，鼠瘘恶创，疽痔死肌，杀精物，恶鬼，邪气，百虫毒，胜五兵。"师父这一次用雄黄，与我 2021 年 9

月 3 日写的日记（发表在"王三虎"公众号中）的白血病一样，一方面是考虑到毒邪深、病情重，另一方面也是利用它治疗"疽痔死肌"和杀毒的功效，这样就必须在用升麻鳖甲汤时把雄黄加上。因为这位母亲是左肺癌术后求诊，还好是 I 期，我相信在师父的治疗下，她会好起来。当然，我也希望这个小姑娘的病情能得到很大改善，快乐健康生活。

这个国庆节在千年古都西安度过，还好有尤师姐在，我们下班后相约去了著名的景点大雁塔和大唐芙蓉园，夜景很美。学习之余，顺便在西安旅游了，用陕西方言说就是"美很"！

（秦传蓉）

王三虎教授点评：

治疗阴阳毒的升麻鳖甲汤确有神奇之功。其中雄黄一两，按现在度量衡折算，少则 3 克，多则 15 克，我用 1 克，把握疗程与时机，还算能祛邪而未必伤正。这个姑娘用 0.5 克，可谓慎之又慎。当医生难，当名医更难，在顺境中用"毒药"是难上加难。难在要避免孙思邈批评过的那样"瞻前顾后，自虑吉凶"，而是要"一心赴救"。居安思危，指挥若定，此之谓乎？

2021 年 10 月 3 日　星期日　晴
中医抗癌进行时　木防己汤有故事

2021 年 9 月 29 日，这是我再次来到西安开始跟诊的第一天，这一次，我们"虎门弟子"中又多了一位来自浙江的尤医师。我可是开心得不得了，因为在西安，我终于有一位可以挽着胳膊一起上班的同伴啦！那一天，我和尤师姐随师父在西安天颐堂中医院跟诊。

等待了半个月的时间，预约师父看诊的患者已经不少了，当然，癌症患者还是占大多数。这天临近中午，诊室进来了一位瘦小短发的中年妇女，坐下来后就对师父说："王教授，我是从新疆过来的。"师父看着她，想了一下，笑着说："哎呀，我记得你，我可是等到你来了，我记得你是恶性胸腺瘤，第一次是我在乌鲁木齐坐诊时给治疗的，看着你现在好多啦！"患者连忙说："是啊，我现在好多了，但因为又出现了新情况，我们是专门从新疆过来面诊的，其实早就想过来找您复诊，可因为疫情原因，就一直拖到现在。"

翻开"王三虎"公众号2018年4月16日关于恶性胸腺瘤的文章，这篇文章的内容就是关于这个患者的。可以看出，当时患者的病情确实比较重，对于胸腺瘤，师父以木防己汤为主方加减配伍治疗。据患者儿子口述，因为来不了西安，这3年只能让师父远程治疗，并从西安发药至新疆，基本没有停药。至于到底是什么时间复诊，有哪些处方，我已经不得而知，还好，我看到了患者手中两次发药时随附的处方单，分别是2020年1月6日和2021年2月5日的。

患者一直坚持服药，从2018年服药到现在，3年时间，患者能够带瘤生存，日常自理，病情控制相对来说较稳定。这是我第一次见到这个患者，刻下症状：精神气色不错，全身乏力，气喘，咳嗽咳痰，痰中带有血丝，鼻衄，口干，饮水不多，呃逆，食后腹胀，脐下水声，大便干结，小便少，舌暗红有瘀斑，苔薄，脉弦数。

2021年9月18日胸部CT平扫：前上纵隔占位性病变（胸腺瘤？）；右肺上叶大片实变不张；心脏左侧心包斑片状软组织影（考虑转移瘤）；纵隔内多发肿大淋巴结（转移瘤？）；两肺局部炎症；左肺下叶结节灶，胸骨局部骨质密度增高；双侧肾上腺增厚并多发软组织结节影（考虑转移瘤可能）。心脏彩超：中度肺动脉高压。

除了目前的症状，从检查来看，胸腺肿瘤还存在，但结合2018年3月18日来西安首次面诊的胸部CT情况，虽然没有标注纵隔肿块的大小，但并没有增大。另外可能出现了纵隔内淋巴结、胸骨、双侧肾上腺的转移，右肺上叶大片实变不张。既然出现了新情况，且患者愿意不辞辛劳、长途跋涉来西安寻求师父面诊，那就辨病辨证继续治疗。

患者一开始就是胸腺恶性肿瘤，辨病还是痰饮病，所以基本方木防己汤不会变，根据其他情况，肺肾两虚引起咳嗽、气喘，配以人参蛤蚧散补益肺肾，止咳平喘；苓桂甘枣汤治疗脐下水声，脐下水声即是"脐下悸"；患者呃逆，口干，以滑石代赭汤生津降逆；右肺上叶不张，就是肺痿，当然以海白冬合汤加减治疗。用药：

白术 15 克	茯苓 30 克	炙甘草 10 克	桂枝 15 克
生晒参 15 克	生石膏 60 克	瓜蒌 30 克	蛤蚧 0.5 对
百合 30 克	滑石粉 30 克	代赭石 20 克	大枣 50 克
海浮石 30 克	白英 30 克	麦冬 30 克	生地黄 50 克
升麻 20 克	醋鳖甲 10 克		

30 剂。

木防己汤出自《金匮要略·痰饮咳嗽病脉证并治第十二》："膈间支饮，其人喘满，心下痞坚，面色黧黑，其脉沉紧，得之数十日，医吐下之不愈，木防己汤主之。"木防己汤由木防己、桂枝、人参、生石膏组成。本方作用广泛，除了治疗纵隔肿瘤外，师父还用来治疗上腔静脉综合征。临床上对于上腔静脉综合征，使用利尿剂根本不起作用，所以我想中医治疗，单单靠利水也是收效甚微的，就像这个患者初诊时，师父一开始没有用苓桂术甘汤等方，而是辨病用了木防己汤。所以，我想除了木防己有利大小便的功效外，像陶弘景《本草经集注》所说，还与其"散恶结，通腠理，利九窍"有一定的关系；桂枝温阳化饮散结气；人参扶正气，除邪气；生石膏用量尤其大，在原方中是如鸡子大 12 枚，如此大剂量，就确实很多了，师父临床常说受木防己汤启发，用大量生石膏如 50～80 克，"痞坚之处必有伏阳"，肿瘤患者往往寒热错杂，用石膏来清郁热、散结，且甘味生津。

胸腺位于上纵隔内，胸腺恶性肿瘤是比较罕见的纵隔恶性肿瘤，很容易侵犯压迫到心脏及其大血管、气管、食管、神经和淋巴组织，并出现相应的症状，如压迫气管，就出现喘。隔有纵隔、横膈，这里的纵隔也包含在"隔间"之内，有是证用是方，直接就可以用，这就是经方的魅力，只不过需要像师父这样懂经方的人去发现。

近些年，肿瘤的发病率越来越高，年轻化趋势明显，就中医治疗肿瘤而言，真正为患者提供了更多的治疗方法。师父首用木防己汤来治疗纵隔肿瘤、上腔静脉综合征，这就让这一类患者有了更多的治疗希望。

（秦传蓉）

2021 年 10 月 4 日　星期一　阴

四病并见很平常　经方组合效力彰

今日门诊如往常一样按号就诊，师父有条不紊地给每位患者望、问、闻、切，详细地书写病例，我们师兄弟姐妹们也认真地记录着，显得宁静而又匆忙。

一阵爽朗的笑声打破了这份宁静，我们不禁同时抬头。"王教授，还认得我吗？"师父思索着，似乎没认出来。这位女士不慌不忙地拿出病历，我们不约而同地伸手去接……大家心照不宣，轻松地笑了。

刘女士，50 岁，苏州人，2021 年 9 月 10 日首诊于西安天颐堂中医院。主诉：结节性红斑 3 个月。现病史：患者从 2021 年 6 月 2 日开始，双下肢红色斑块，斑块色红硬痛，最大 3cm，触不痒，散在，逐渐增多。在当地使用激素治疗，时现时伏，停用激素后更严重。双下肢乏力，腿肿，眠可，夜晚腿挛急，出汗可，不怕风，怕冷，无口干口苦，近 3 日腹泻，每天 5～6 次，小便正常，食欲可，眼圈黑，两颊黑斑明显，面色晦暗。胸部 X 线提示：肺结节。舌淡，苔薄有齿痕，右脉滑，左脉弱。

师父问大家这是什么病？什么证？大家面面相觑，不知从何入手，只得等师父娓娓道来，口授如下。

辨病：痉病，阴阳毒，湿病，肺痿。

辨证：风邪袭表，湿热蕴结，日久成毒，肺气不宣。

治法：祛风解表，清解湿毒，宣肺散结。

处方：瓜蒌桂枝汤、升麻鳖甲汤、麻杏苡甘汤、厚朴麻黄汤合方。

用药：

天花粉 30 克	桂枝 12 克	升麻 30 克	醋鳖甲 15 克
花椒 5 克	当归 12 克	厚朴 30 克	炙麻黄 10 克
赤芍 30 克	大枣 30 克	甘草 10 克	薏苡仁 60 克
川牛膝 15 克	炒杏仁 15 克	细辛 5 克	独活 15 克

25 剂，每日 1 剂，水煎，两次分服。

今日复诊：患者诉服中药后自停激素，结节性红斑消，足挛急药后就没有出现，脚踝肿退，目黯黑也大消，更开心的是多年的脸部黑斑也淡了十之八九。再次感谢王教授让她重新获得了人生的乐趣。现在只是腹泻还在，遇油腻饮食更甚。刻诊：舌淡苔薄，脉滑。师父就上方加干姜 10 克，继续服药 25 剂。每日 1 剂，水煎，两次分服。

患者带着银铃般的笑声，满意地离开诊室，我们不由得对师父产生了深深的敬意。师父经常告诫我们，遇到问题怎么办？经典著作找答案。瓜蒌桂枝汤，出自《金匮要略·痉湿暍病脉证治第二》，具有发散风寒、解肌舒筋之功效，主治"太阳病，其证备，身体强，几几然，脉反沉迟"的痉病。而刘女士的每晚脚挛急，恰恰表现为津液不足，外感风寒，邪阻经络。方中瓜蒌根，味苦入阴，生津除热，甘寒润燥。桂枝祛风解表，调和营卫。使经气流通，风邪自解，筋脉濡润，而痉自愈矣。

《金匮要略·百合狐惑阴阳毒病脉证治第三》言"阳毒之为病，面赤斑斑如锦纹，咽喉痛，唾脓血。五日可治，七日不可治，升麻鳖甲汤主之。阴毒之为病，面目青，身痛如被杖，咽喉痛。五日可治，七日不可治，升麻鳖甲汤去雄黄、蜀椒主之"。本方取升麻解百毒，且能升能散，祛肌肤风热。鳖甲咸寒入阴，引风邪外出，当归养血润燥，川椒辛散强烈，以消除稽留不解之风邪，甘草清热解毒，且能和中调药。

师父说："刘女士双下肢结节性斑块，不就是升麻鳖甲汤证吗？你们不要认为面部斑斑如锦纹就是升麻鳖甲汤证，其他部位就不是。要熟读经典，还要灵活应用。"最后，师父语重心长地说："和经典相比，我们都在路上。"

（尤爱娟）

王三虎教授点评：

多病并见于一身，就必须多方合用。张仲景早给我们列出了辨病用方的规矩。到具体应用时，自有应对之策。这样的病例，越多越好，积少成多，多多益善。

2021 年 10 月 4 日　星期一　阴

胰腺癌是癌中王　《金匮要略》有效方

胰腺癌被称为"癌中之王"，具有早期诊断困难、手术切除率低、术后易复发转移等特点，即使有手术机会，5 年生存率也小于 5%。临床诊治极具挑战性，是预后非常差的消化系统肿瘤。在这种情况下，一些胰腺癌患者也会寻求中医治疗，师父治疗胰腺癌已经不在少数。

今天我在西安天颐堂中医院跟诊时，就遇到了一个胰腺癌术后的患者，他是 2019 年 4 月 1 日开始请师父面诊治疗的。当时癌 125 是 63.710U/mL，舌暗红苔薄，脉沉弦，此时已经自行停服替吉奥。根据病历记载，当时师父就用了柴胡桂枝干姜汤加减。此后，患者坚持在师父处以中医来治疗，2019年 7 月 5 日，CA125 恢复正常。

师父常说："炉烟虽熄，谨防死灰复燃。"患者对自己的病情很了解，在病情控制以后，会坚持定期复诊。今天，我是第一次见到该患者，除了睡觉时梦比较多外，余无不适，舌红水滑苔染黑，脉弦滑。

辨病：伏梁。

辨证：风邪入里，阳虚水停，寒热错杂。

治法：祛风解表，温阳化饮。

处方：柴胡桂枝干姜汤加减。

用药：

柴胡 12 克	桂枝 10 克	干姜 6 克	红参 10 克
枳实 15 克	苍术 12 克	茯苓 12 克	薏苡仁 30 克
姜半夏 18 克	白芍 30 克	鸡内金 30 克	甘草 10 克
田基黄 30 克	垂盆草 30 克	金钱草 30 克	山楂 15 克
厚朴 15 克	砂仁 6 克	黄连 10 克	炒蒺藜 30 克
白术 12 克			

《伤寒论》第 147 条"伤寒五六日，已发汗而复下之，胸胁满微结，小便不利，渴而不呕，但头汗出，往来寒热，心烦者。此为未解也。柴胡桂枝干姜汤主之"。太阳表证，发汗后表邪未解，而误用或者复用下法，表邪随之而入，出现一系列变证。师父用之来治疗胰腺癌，也正是"风邪入里成瘤说"的具体体现。对于风邪入里而发生的诸多变证，我们在临床上见到的越来越多，当然包括肿瘤，所以预防表邪入里就该引起我们的重视。

《金匮要略》开篇就强调"治未病"，第二段进一步说明病因："千般疢难，不越三条：一者，经络受邪，入脏腑，为内所因也；二者，四肢九窍，血脉相传，壅塞不通，为外皮肤所中也……"为什么在表之邪气可以入里，仲景说得很明白，"腠者，是三焦通会元真之处，为血气所注；理者，是皮肤脏腑之纹理也"，皮肤腠理是人体的屏障，感邪之后为了不使变证发生，所以，就需要做到"不令邪风干忤经络，适中经络，未流传脏腑，即医治之。四肢才觉重滞，即导引吐纳，针灸膏摩，勿令九窍闭塞……"

在条文的编排上，同样提现了仲景治未病的思想。《金匮要略》第二、三篇先讲"痉湿暍""百合狐惑阴阳毒"，这六种病就是邪气在表在皮肤在肌肉在九窍，可单独存在，也可以多病同时存在，治疗可多方并用。当邪气继续向内侵入，就会出现关节甚至相关脏腑的一系列变证，这在肿瘤患者身上表现得尤其突出。风邪入里成瘤是一个长久的过程，在治疗过程中出现腹泻、皮疹等现象，大都属于泄风的表现，或者说是"排毒"的表现。文中的胰腺癌患者能够取得这么好的效果，我想这跟他的坚持也有很大关系。

（秦传蓉）

2021 年 10 月 11 日　星期六　小雨

治贲门癌有经方　单纯中医当思量

匆匆忙忙间，半个月跟诊接近尾声，最后一站是渭南市中心医院。渭南比西安更冷，我们和师父在名中医馆匆匆吃了早点，做了核酸检测，准备接诊。叫号系统呼叫 1 号。我们打开患者以往的就诊记录，认真地看着他是什么病，看着看着大家一下子就激动起来。

雷先生，62 岁，陕西渭南人。2021 年 4 月 11 日初诊。主诉：确诊贲门恶性肿瘤近半年。现病史：两侧胸痛，咽食物疼痛。既往有 2 型糖尿病和高脂血症 10 余年病史。舌红苔白腻，脉滑。

辨病：贲门癌。

辨证：寒热胶结，胃失和降。

治法：寒热平调，消痞散结。

处方：半夏泻心汤加味。

用药：

姜半夏 20 克	瓜蒌 30 克	干姜 10 克	白芍 30 克
炙甘草 12 克	红参 12 克	白及 12 克	海螵蛸 30 克
浙贝母 15 克	煅瓦楞子 30 克	黄连 10 克	黄芩 10 克
厚朴 15 克			

患者拒绝手术和化疗治疗，一直服用师父开的中药。6 月 11 日，第三诊，两侧胸痛缓解，咽食物疼痛不适减轻，余无明显不适。师父效不更方，继续服用一个月。7 月 11 日，第四诊，两侧胸痛缓解，嗜睡。其间患者还是

继续服用此方。

第五诊，也就是今天，询问有什么不适，患者说目前无不适。7 月 29 日胃镜报告单提示："贲门溃疡（A1 期），糜烂性胃炎。"病理："（贲门）鳞状上皮及柱状上皮黏膜慢性炎，局部呈管状腺瘤伴腺上皮高级别上皮内瘤变改变。"扭转乾坤，变恶为良。师父连连说，不简单不简单，这就是经方的魅力。我觉得，这也表明为师的谦虚和格局。没有师父辨病辨证选方用药的精准，哪里会有这激动人心的场景？大家见怪不怪。

师父治疗癌症，总是站在患者的立场和医生的立场，客观公正，从不偏激。而以纯中药治好的癌症势必是少数。该患者遇到师父，三生之有幸也。这次是以胃溃疡来辨病。刻下：脸和鼻略红，舌红苔黄，脉细。师父说："体内还有余毒，上浮于脸上。"上方加升麻 30 克，鳖甲 10 克，当归 12 克。

按下激动心情不表，让我们再了解一下半夏泻心汤。《伤寒论》第 149 条："伤寒五六日，呕而发热者，柴胡汤证具，而以他药下之，柴胡证仍在者，复与柴胡汤。此虽已下之，不为逆，必蒸蒸而振，却发热汗出而解。若心下满而硬痛者，此为结胸也，大陷胸汤主之；但满而不痛者，此为痞，柴胡不中与也，宜半夏泻心汤。"此方所治之痞，是小柴胡汤证误下，损伤中阳，少阳邪热乘虚内陷所致，治疗以寒热平调、消痞散结为主。心下即是胃脘，属脾胃病变，脾胃居中焦，为阴阳升降之枢纽，中气虚弱，寒热错杂，故为痞证。进而胶结，夹痰夹血，则成瘤成癌。脾气主升，胃气主降，升降失常。

方中半夏散结消痞，降逆止呕。干姜温中散邪，黄连、黄芩苦寒泄热、消痞。人参、大枣甘温益气，甘草调和诸药。瓦楞子消痰化瘀、软坚散结。海螵蛸消寒热癥瘕者，咸可软坚，温可散寒热也。这简简单单的几味药，却治愈了大病，正如师父所说的，这就是经方的魅力！

希望自己站在巨人的肩膀上，学好经方，造福更多的患者。学好经方，就会有酒有诗有远方！

（尤爱娟）

2021 年 10 月 21 日　　星期四　　晴

中医治癌打硬仗　寻师学艺不彷徨

作为王三虎教授的秘传弟子，我是第一次从河北衡水千里迢迢赶到深圳来跟诊。因为我认为"经方易得，良师难求"。不想跟诊第一天就见识了师父的高超医术。

病例一：许先生，51 岁，广东深圳人。2020 年 6 月 14 日深圳市宝安区中医院流派工作室初诊。主诉：体检发现颈部肿块两年余。2020 年 5 月 27 日彩超：左侧甲状腺结节 28mm×23mm（3 类），CT 平扫双肺散在慢性炎症。刻诊：形体丰满，舌淡红，苔薄，脉滑。复诊：脉滑数。

诊断：甲状腺结节。

辨病：瘿瘤。

辨证：少阳经气不利，痰热郁阻。

治法：疏泄少阳，化痰散结。

处方：小柴胡汤加减。

用药：

北柴胡 10 克	黄芩 10 克	党参 10 克	浙贝母 15 克
土贝母 20 克	夏枯草 30 克	煅蛤壳 30 克	煅瓦楞子 30 克
白芍 30 克	甘草 10 克	姜厚朴 20 克	姜半夏 20 克
猫爪草 15 克	郁金 15 克	黄连 10 克	瓜蒌 30 克
射干 15 克	蝉蜕 10 克	炒牛蒡子 15 克	升麻 15 克

30 剂，每日 1 剂，水煎服。

2020 年 6 月 19 日二诊，自述服药期间眠差。继续服药。2020 年 7 月 16 日第三诊：服用上方 27 剂，其间便溏，眠差。拟加健脾利湿药，一则止泻，二则治痰之源。处方：上方加薏苡仁 30 克，茯苓 15 克。14 剂。水煎服，1 日 1 剂，每日两次口服。2020 年 7 月 31 日第四诊：便溏，每日 4～5 次，诸症无变化。仍守前方。2020 年 8 月 9 日第五诊：泄泻止，余无不适。2020

年 8 月 28 日第六诊，2020 年 9 月 17 日第七诊，均守方。2020 年 10 月 15 日至 12 月 10 日 4 次网诊寄药，用药：

北柴胡 12 克	黄芩 15 克	姜半夏 20 克	人参 12 克
浙贝母 30 克	土贝母 30 克	夏枯草 30 克	煅蛤壳 30 克
煅瓦楞子 30 克	白芍 12 克	甘草 10 克	郁金 12 克
大枣 30 克			

每日 1 剂，水煎服。前后共服药 200 余剂。

2020 年 12 月 21 日彩超提示，结节还大了一点，约 2.9cm×2.7cm。遂停药，不再用任何药物，准备手术切除。

半年过后，戏剧性的结果出现了。患者到医院要求手术，2021 年 7 月 21 日彩超：结节只有 0.9cm×0.7cm，医生说不需手术。2021 年 10 月 21 日介绍他人来诊，述说曲折经过，喜出望外，感谢再三。此患者和手术相比，中药内服消结节药见效慢得多。但像这样吃了 200 剂不消还有点长，停药半年却消退大半还是比较少见的。中药的滞后效应可见一斑。

病例二：张某，男，88 岁，深圳人。2021 年 3 月 21 日初诊，体检中发现肺占位性病变（左肺 20mm×30mm）70 天。诉疲倦嗜睡，口干，偶有咳嗽，恶寒恶热，手凉手麻，时有腹胀痛，食欲可，尿频，腿软，走路乏力。刻诊：形体精神可，舌暗红，苔薄，脉沉。既往糖尿病病史 12 年，心脏起搏器植入术后。

诊断：肺瘘。

证型：气虚证。

治法：补气养阴，化痰散结。

用药：

海浮石 30 克	白英 30 克	麦冬 30 克	百合 30 克
人参片 15 克	黄连 10 克	瓜蒌 30 克	姜半夏 15 克
土贝母 15 克	煅蛤壳 30 克	燀桃仁 20 克	薏苡仁 30 克
芦根 30 克	生石膏 30 克	升麻 20 克	当归 15 克
醋鳖甲 15 克			

2021年10月21日复诊，坚持服用上方至今，其女述：精神状态很好，规律生活，顺利度过88岁大寿，手机中见老人照片，喜气洋洋，毫无病态。刻下症见：偶干咳，面赤，夜间口干，大便正常，舌淡红，苔薄，有裂纹。上方5剂，再续诊。

师父根据多年对恶性肿瘤的理论探索及临床实践发现《金匮要略》中的"肺痿"病基本符合西医学有关肺癌的论述，且根据张仲景所述麦门冬汤主证，创制的新方"海白冬合汤"适合肺癌初中期的主要证型。方中海浮石化痰散结；人参气阴双补；白英清肺解毒抗癌；土贝母化痰散结，解毒抗癌；麦冬、百合滋阴润肺；瓜蒌、半夏化痰散结；鳖甲、蛤壳软坚散结；薏苡仁、生石膏解凝结之气；桃仁活血化瘀，止咳平喘；芦根清热生津。"面赤"辨为阴阳毒中的阳毒，用升麻鳖甲汤解毒。诸药合用，共奏化痰散结、益气养阴、解毒之效。

以上两个病例，没想到初来深圳就见到了。由此我陷入思考，现代疾病尤其是肿瘤、结节这样症状百出，病机复杂的重证难证，中西医治疗都比较棘手。由此想到病再复杂，中医发挥自己的诊疗特色，如：整体观念，诊疗的是得病的人；辨证论治，不断视病情调处方。把复杂的问题简单化，发挥中医特长，再难的病都有机会治愈。

（杨保社）

2021年10月25日　星期日　晴
广东江门金秋行　听师讲座沐春风

金秋时节，师父王三虎教授应邀参加江门市五邑中医院"中医经典学习班"讲座并收徒。会场大咖云集，四川省名医刘方柏、北京中医药大学陈明教授等专家也受邀同时参加，现场气氛热烈，每个专题都见解独到。师父作了两个小时的"抗癌攻坚有中医"专题演讲。

首先，师父对肿瘤的病因病机提出了异于常规的认识。"风邪入里成瘤说"新人耳目：风邪入里是肿瘤产生的重要病因，心神不安是风邪入里的内在条件，春冬两季是风邪入里成瘤的主要季节，多种因素综合是邪风入里成瘤的病机特点，瘙痒、疼痛、面目色变、多汗恶风、完谷不化、远处转移是风邪入里成瘤的症状特点，证型复杂是风邪入里成瘤的证治特点，综合治疗是风邪入里成瘤的证治特点，独活寄生汤是风邪入里成瘤的常用方剂。师父还详细讲解了具有抗癌作用的祛风止痛药、祛风补虚药、攻毒祛风药、化痰祛风药、活血祛风药、祛风燥湿药、祛风散寒药。其后的应用实例更加印证了这个学说。接着简要了讲解"寒热胶结致癌论""燥湿相混致癌论"。还有对辨病论治、方药新用等也做了精彩阐释。

整个讲座，内容新颖，见解超凡，引经据典，考证详实，理法方药，自成体系，师父的个人魅力大放异彩。对于《伤寒论》《金匮要略》条文信手拈来，口若悬河，倒背如流。而且对于仲景著作提出了诸如：于无字处读出有字；读原文；前后文互参，令人耳目一新。师父语言幽默，低调谦逊，把自己的学术认识谦虚地称"直到现在学界没有异议"，委婉而不强迫，让在座的诸家欣然接受。把中间的探索过程称如小时的儿歌一样"找啊找，找到一个好朋友"，把艰辛的科研过程比喻得轻松而快乐；把自己的讲座称为单口相声；结语谦虚地说自己"吹了半天牛"，引起会场欣然一笑。

从讲座中还可以看出师父旁参诸家，学识渊博。如引用《易经》"匪我求童蒙，童蒙求我"，联系到临床解释道"不是我想把问题搞复杂，而是问题本身就复杂，只有以复杂对复杂，以简单对简单"。如"匪夷所思"的"夷"当"平"讲，匪夷所思就是不是平常人所能想到的。再如桂枝汤证的鼻鸣，就是现代的鼻塞、声重、带鼻音。小柴胡汤证"默默不欲饮食"的"默默"就是闷闷不乐，不说话且情绪低落，由此总结出小柴胡汤治疗抑郁症等。

师父哲学功底深厚，做学问及治学态度认真。如讲自己从内科用半夏泻心汤得心应手时，突然进入肿瘤领域，起初没有头绪，后来用经方方证对应来治疗肿瘤患者症状，解决了很多问题。经过大量的临床观察，发现寒热胶结才是肿瘤的病机之一，半夏泻心汤就是胃癌的主方之一，起初用时战战兢兢，当大量的临床数据证明用半夏泻心汤获良效时，现在理直气壮地向学术界展示此成果，称这才是理论自信，临床自信。

没有理论自信，哪里来的临床自信。如：对于经典条文的排列，如《金匮要略·惊悸吐衄下血胸满瘀血病脉证治第十六》："吐血不止者，柏叶汤主之。""下血，先便后血，此远血也，黄土汤主之。"此两条之所以前后排列，因为柏叶汤治上消化道出血，黄土汤治下消化道出血。两方都治恶性肿瘤，没有大量的临床观察，怎么会有这样真知灼见的判断。如《金匮要略·肺痿肺痈咳嗽上气病脉证治第七》："咳而脉浮者，厚朴麻黄汤主之。""脉沉者，泽漆汤主之。"是提出"肺痿当从肺癌论治"的观点后，师父认识到"咳而脉浮"是风邪入里的早期表现，会造成肺部结节，而厚朴麻黄汤中厚朴善化凝结之气，也为我们提供了肿瘤分化瓦解、分消走泄、分利正邪的治疗思路。方中麻黄散寒，石膏散凝结，临床用于早期肺痿或肺结节效果显著。

再如，师父提出胃反就是胃癌，用方半夏泻心汤、滑石代赭汤；肠痈就是大肠癌，薏苡附子败酱散、三物黄芩汤、黄土汤分别为治疗直肠癌的早期、中期、晚期的主方，并对"肠痈之为病"中"之为病"做了分析，《伤寒论》"之为病"提了7次，《金匮要略》"之为病"提了14次，这说明仲景之所以用加重口气的叙述，"之为病"是重点论述、拉开架势讲话的意思。而对《伤寒论》而第一个"太阳之为病"，《金匮要略》第一个"湿家之为病"做了有机的联想，此叫"于无字之处读出有字"。

还有，结胸病仲景论述近20条之多，几乎占到全部篇幅的1/20。师父认为，结胸病超越了一个脏器的病变，是肿瘤病多个脏器的转移。《伤寒论》太阳病篇，上篇论本证，中篇论变证，下篇是癌症。下篇开篇："问曰：病有结胸，有脏结，其状何如？答曰：按之痛，寸脉浮，关脉沉，名曰结胸也。"这不就是问结胸和恶性肿瘤有什么区别吗？结胸病就是恶性肿瘤的胸腹部转移。之所以这样联想，是因为《伤寒论》第167条："病胁下素有痞，连在脐旁，痛引少腹，入阴筋者，此名脏结，死。"此条提到的脏结是大家公认的癌症，这就是结胸病和脏结并列提出的原因。

谈到癌症，他认为到 2025 年，癌症就和糖尿病、高血压一样成为慢性病，并指出不要谈癌色变，麻烦是麻烦，但有办法治疗，并幽默地说"肿瘤是个慢性病，减轻痛苦保住命"。对于造成肿瘤的病因，师父提出失眠是一重要原因。每一个论点有理有据，观点新颖，且令人叹服。

师父根据自己的临床经验，自拟的新方，二贝母汤治疗乳腺癌，海白冬合汤治疗肺癌，葶苈泽漆汤治疗肺癌胸水，软肝利胆汤治疗肝癌、胆囊癌，保肝利水汤治疗肝癌腹水，通补三升汤治疗放化疗后遗症，软肝利胆汤治疗原发性肝癌，全通汤治疗食管癌。全通汤已入选《现代中医肿瘤治法与方剂》五个治疗食管癌的用方之一。整个讲解过程全盘托出，毫无保留。

师父对传统中药也做出了精辟的见解。如防己就是被现代中医忽略的好药，仲景"湿病"用防己黄芪汤，"风水"用防己黄芪汤，"皮水"用防己茯苓汤，肠中有水气用己椒苈黄丸，膈间支饮用木防己汤等。厚朴的重要性也被忽视，其善化凝结之气，达原饮用厚朴也是此意，李中梓《医宗必读》书中治疗肿瘤的 5 个代表方，方方有厚朴，且其中两个方用量最大。

最后，王老师深情地说，当 2008 年被评为广西名中医时，他感慨万端，以诗明志云："历时三十八年间，几多辛苦几多难。天道无亲天有眼，不枉多年读伤寒！"全场随即响起雷鸣般的掌声。

整个讲座不落窠臼，大胆直接，有理有据，深入浅出，妙趣横生，参会专家，也无不叹服，课下交流，圈粉无数。作为秘传弟子，我为有这样一位德高望重、理论深邃、临床经验丰富的老师而自豪！为师父敢于且善于展示自己的理论自信、临床自信、疗效自信而自豪！为将来投身于独到肿瘤治验与研究工作中而信心满满。

（杨保社）

2021 年 10 月 26 日　星期一　晴

风邪入里疾病多　蛛丝马迹善捕捉

深圳某医院领导，在风华正茂的年纪得了全球才 100 例左右的罕见疾病，患者亲口说："病理老师曾教过我们：心脏是不会长恶性肿瘤的。"可他偏不听老师的话，右心房血管肉瘤术后 3 年多，经过各种高端的治疗后，1 个月前检查出胸椎骨转移。在宝安区中医院师父的诊室，一场无声的战役悄悄打响。

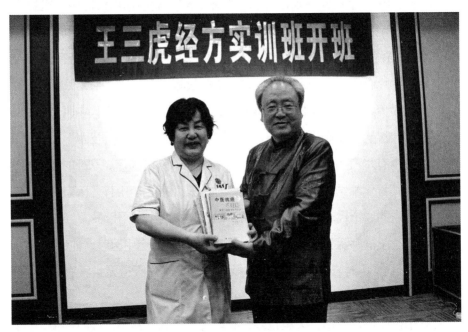

图 9　王三虎教授向学员赠书

郭先生，48 岁。2021 年 10 月 25 日初诊：运动后胸闷痛气短起病 5 年，右心房血管肉瘤术后 3 年 3 个月。化疗 6 周期，结束两年 10 个月。2020 年 4 月复发，再次化疗 4 周期，肿块略有缩小，一直靶向治疗，免疫细胞治疗 1 年，现背痛半年，9 月查出胸椎骨转移，1 个月前行胸椎肿瘤分离术，拟放疗。

平素声音低沉，术后明显，至今略有沙哑，声不响亮。入睡难，需服用安眠药，咽干，咳嗽，气短，偶有心率快（现 80 次左右），右耳鸣 20 余年逐渐加重，有飞蚊症，遇凉易鼻塞流涕，纳可，今年以来腹胀，嗳气呃逆，大便多，小便细，皮肤干燥，偶痒，胫骨部肌肤甲错。汗多，喜欢汗出当风。

刻诊：精神形体可，舌体胖，舌质淡红，苔薄，脉：左滑右弱。

辨病：留饮，胸痹。

辨证：风邪入里，痰瘀互结，毒蚀筋骨。

治法：补肝肾，益气血，止痹痛，壮筋骨，祛风邪，化痰瘀，解余毒。

处方：独活寄生汤、苓桂术甘汤、瓜蒌薤白白酒汤加味。

用药：

独活 2 袋	桑寄生 2 袋	秦艽 2 袋	细辛 3 袋
川芎 3 袋	当归 2 袋	熟地黄 3 袋	甘草 3 袋
肉桂 2 袋	茯苓 2 袋	杜仲 2 袋	牛膝 2 袋
白术 2 袋	炙甘草 2 袋	葛根 2 袋	防风 2 袋
醋鳖甲 3 袋	骨碎补 3 袋	木蝴蝶 2 袋	升麻 3 袋
醋鳖甲 1 袋	桂枝 2 袋	瓜蒌 2 袋	薤白 2 袋
蝉蜕 2 袋	牛蒡子 2 袋	桔梗 2 袋	党参 2 袋
威灵仙 2 袋	蜈蚣 2 袋	蜂房 2 袋	

颗粒剂，7 剂，日 1 剂。

独活寄生汤是师父治疗风邪入里成瘤特别是肿瘤骨转移的代表方。方中 15 味药有 11 味具有抗肿瘤作用，可有效针对肝肾亏虚、气血不足、风寒入里、痹阻不通的病因病机，可补肝肾，益气血，止痹痛，壮筋骨，祛风邪。《金匮要略·痰饮咳嗽病脉证并治第十二》："心下有痰饮，胸胁支满，目眩，茯苓桂枝白术甘草汤主之。夫短气有微饮，当从小便去之，苓桂术甘汤主之。"水停为饮而致心下逆满、眩悸、短气，该方即可健脾利水，通阳蠲饮。

师父临床几十年的成功经验说明，经方不仅能有效缓解癌症患者的疼痛，控制癌细胞转移，更有许多治愈或带瘤生存品质很高的病例。虽然该病全球罕见，但也从蛛丝马迹中找到了治疗思路，跟诊的弟子们也纷纷感到辨证选方用药都很得当，患者在场感受师父细致入微的诊疗也信心大增。这个病例因为患者本人是医务工作者，有相当的医学知识，加上正值壮年，误把日常的一些症状归结为自身脾胃不和。这里也再一次提醒我们，要留有时间多聆听身体的声音，不要想当然！

（张 晓）

王三虎教授点评：

风邪嚣张，无处不到，虽无踪影，伤人却深。我的"风邪入里成瘤说"提出 20 年，越来越感到风邪伤人的广泛性、持久性、危害性。我们要善于在平常视而不见、听而不闻的细微不适中，捕捉风邪的蛛丝马迹和临床证据。不仅要明白风邪是癌症的罪魁祸首，又要清楚地意识到，还有稽留在肌表筋骨的风邪，互为接应，狼狈为奸，祛风散邪任重道远。陈修园在《医学三字经·中风》谓："昔医云：中脏多滞九窍，有唇缓、失音、耳聋、目瞀、鼻塞、便难之症。"强调了九窍病症与风邪的关联，新人耳目，意义深远。本案就是非常好的佐证。重视细微，不仅是做学问的要诀，也是诊疗疾病的关键。不仅要看到小病是大病之母，也要看到大病中不乏小病缠身之时。大处着眼，小处着手，小处着眼，大处着手，同等重要，甚至后者更重要。

2021 年 10 月 28 日　星期四　晴

从无字处读书易　从合病中辨病难

近年来常常听到患者问"医生，我是不是湿气很重"，感觉大家都认为自己"很湿"！自然界有风、寒、暑、湿、燥、火六气，湿是六气之一，既是发病之源，又是疾病之果。湿分外来之湿和内生之湿，外来之湿由天地之气而生，内生之湿多由脾胃运化失职、气机升降失常、水湿内聚造成。临床上因湿致病或因病致湿都极为常见。

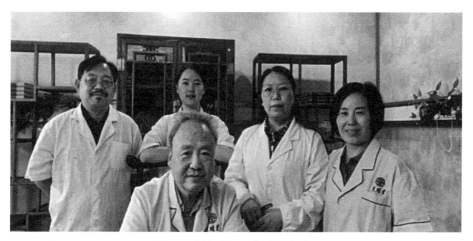

图 10　学生随王三虎教授出诊 9

迟先生，51 岁，2021 年 10 月 21 日深圳市宝安区中医院初诊。主诉：大便黏滞，胸前汗出，颈部怕凉 1 年。皮肤瘙痒，身重，高血脂，冠脉支架植入术后。舌红苔厚，脉沉。

诊断：胸痹，湿病。

辨证：痰瘀，脾虚。

治法：化痰，健脾，利湿。

处方：瓜蒌薤白半夏汤、防己黄芪汤加减。

用药：

瓜蒌 2 包　　薤白 2 包　　姜半夏 2 包　　防己 1 包

黄芪 2 包　　白术 1 包　　茯苓 3 包　　薏苡仁 2 包

苍术 1 包　　枳实 2 包　　砂仁 2 包　　香薷 1 包

苦杏仁 2 包　　生姜 4 包

颗粒剂，共 7 剂，日 1 剂，两次分服。

2021 年 10 月 28 日复诊：痒消，身轻，大便畅。舌红苔薄，脉沉。效不更方，予上方 14 剂巩固疗效。

本案选用的《金匮要略》瓜蒌薤白半夏汤，现在作为冠心病常用方，以通阳散结、祛痰宽胸，辅以枳实、苦杏仁除胸胁痰癖。防己黄芪汤治风水与诸湿，身重汗出服之良，为固表除湿之剂。黄芪固表，防己利湿，白术健脾，加之茯苓、薏苡仁、苍术利湿补脾，砂仁、香薷更是太阴之要药，和中化湿，恢复脾胃升降之职。全方紧紧围绕湿邪致病之湿困中焦，有的放矢，故能7剂显效。患者痒消，身轻，大便畅，可谓一身轻松，甚是欢喜。

（杨雁群）

王三虎教授点评：

湿病是《金匮要略》第二个病，共有包括防己黄芪汤在内的6个方剂，足见张仲景的重视程度。用"从无字处读出有字"的治学方法，我们就可体会到"湿病"是诸多疾病的基础疾病，书中"湿家"醒人耳目，必须引起中医界尤其是治未病专科的重视。本案的亮点还在于合病合方。以前我们一病多方也说得过去，现在看来，一病有一病之主方，一方有一方之主药。辨病用方，或许更接近仲景原意和临床实际。"胸痹心痛短气病""肺痿肺痈咳嗽上气病"等，多病同论，符合一人多病的实际情况。真该到了扭转以往病案多半是一个病症这种把复杂问题简单化局面的时候了。这也可能是提高中医临床疗效和竞争力的契机。

2021年10月28日　星期四　晴
肺癌可从心肾治　整体观念用在此

都说艺高人胆大，没想到重症患者也有胆大的。刘老先生肺癌术后，去年底在深圳市宝安区中医院找师父诊疗过一次就再也没来，自己照方抓药吃了10个月，问其原因说疫情不便。今年再来竟貌似常人。我想师父多年来治疗肺癌经验丰富，著名的海白冬合汤也被国内同行广泛应用，疗效不错，也在意料之中。可看了方子还是有点出人意料。

刘先生，72岁。2020年12月17日初诊：左肺癌术后两周。有高血压

（极高危），房颤，气短乏力，腰酸腿软，头晕耳鸣，眼袋突出，行动迟缓，失眠，纳差，二便可，舌红苔白，脉滑。

辨病：肺痿。

辨证：心肾同病，气阴两虚。

治法：心肾同调，气阴两补。

处方：生脉散合杞菊地黄丸。

用药：

西洋参1包	党参2包	麦冬3包	五味子2包
枸杞子2包	菊花2包	生地黄2包	山药1包
山茱萸1包	牡丹皮1包	茯苓1包	泽泻1包

颗粒剂，共7剂，日1剂，水冲服。

2021年10月28日复诊：自述坚持服用上方至今。偶感乏力，稍喘，血压130～140/90～100mmHg，睡眠一般。余无不适。舌红苔薄，脉滑数。

用药：

人参10克	麦冬50克	五味子10克	白芍20克
玄参15克	生地黄30克	山药15克	山萸肉15克
牡丹皮10克	茯苓10克	泽泻10克	黄柏10克
知母10克	牛膝30克	夏枯草30克	

14剂，日1剂，水煎，两次分服。

之所以写这篇日记，并不是想记录分析师父的方子，方子很对症毋庸置疑，从患者初次来诊时的行动迟缓到再来时径直走进来，而且中气很足地跟大家打招呼就可看出。只是让我感兴趣的是老人家为何得了肺癌，病因病机何在，如果按师父常说的肺癌从肺痿论治，并没有治疗肺癌、肺痿的方子，如果从肺肾两虚论治，也不见真元饮之类用药，但接近一年的时间患者不仅没有出现肺部症状，其他难治的宿疾也渐渐销声匿迹。

师父近期经常强调中医整体观，失眠是不是病因？肾虚是不是病因？纳差是不是病因？五脏六腑皆能令人咳，也皆能致病，师父显然是抓住了主要症

147

状，辨证论治，看起来没有专门针对肺癌，但肺与各脏腑息息相关。"肺癌可从五脏六腑论治"应该是师父在实践中逐步明确的新观点。这个病案就是有效诠释和证据补充。不解解之，不了了之，此之谓乎。虽不中，亦不远矣！

（张　晓）

王三虎教授点评：

整体观念，老生常谈。但当我已经习惯辨病论治、专病专方的时候，要另辟蹊径还真费一些思量。该患者年老体衰，手术以后，有形之邪已解，气阴两虚，心肾同病成为主要矛盾，既不能固守成规用海白冬合汤，也是受唐《外台秘要》用炙甘草汤治肺痿、元《御药院方》用人参蛤蚧散治肺痿的启发，生脉散合杞菊肾气丸同用获效。

实际上，半夏泻心汤从胃论治、黛蛤散从肝火犯肺论治、小柴胡汤从少阳风火论治肺癌也是几成常规的方案。这就是整体观念在肿瘤临床的实际应用。首诊病案中，用颗粒剂时，西洋参、党参代替人参。复诊时，用《千金翼方》十味肾气丸去肉桂、附子增强养阴滋润力度，知母、黄柏泻相火以保阴。用夏枯草清热散结治失眠，确有不解解之、不了了之之意。

2021年10月28日　星期四　晴
中医抗癌有妙方　肺癌海白冬合汤

久仰王三虎老师大名，为了能跟老师学习，我第一个报名参加老师在北京、郑州的"王三虎教授经方抗癌专家班"，该学习班结束后，我随即加入王老师秘传弟子的行列，到深圳市宝安区中医院流派工作室跟诊。老师果然名不虚传，工作量满满。当天有位肺癌患者母子诉说自觉症状减轻，两目黯黑、两颧暗斑减少了许多，对治疗效果很满意，老师也认可疗效。我呢，初次跟诊，就老老实实地记载吧。

叶女士，47 岁，2020 年 7 月 15 日深圳市宝安区中医院流派工作室初诊，呼吸困难 1 年，右肺门及纵隔转移 1 个月。右肺淋巴上皮癌样癌术后 1 年。化疗 4 疗程，PETCT：右肺门及纵隔 4R 组可见稍大淋巴结。患者拒绝继续化疗。

刻诊：面部及体形消瘦，两目眼眶周围皮肤黯黑，两颧暗斑较多。心慌气短、眠差、晨起口干、食欲可、二便正常、怕热、汗出，舌暗红，苔黄厚，脉滑。

中医诊断：肺痿。

证型：气阴两虚。

治则：益气养阴，清肺化痰，散结消癥。

处方：海白冬合汤加味。

用药：

煅海浮石 30 克	白英 30 克	麦冬 30 克	炒苦杏仁 15 克
桔梗 12 克	生甘草 12 克	人参 15 克	麸炒白术 12 克
茯苓 12 克	百合 30 克	生地黄 30 克	白芍 15 克
瓜蒌 30 克	生石膏 40 克	紫苏子 15 克	当归 15 克
醋五味子 9 克	细辛 6 克	蛤蚧 1 对	桃仁 20 克
熟地黄 30 克	土贝母 15 克	黄连 9 克	炒酸枣仁 20 克
大黄 6 克	肉桂 9 克	知母 12 克	

30 剂，每日 1 剂，水煎服，每日 2 次。

患者在 1 年多的治疗中，体会到治疗效果而拒绝继续化疗，曾网诊 25 次，面诊 2 次。2021 年 8 月 30 日 CT 头颅（－），肺部肺癌根治术后化疗后改变，有肺门数个淋巴结（与前 2021 年 5 月 31 日相仿）。

今日第 27 诊，患者精神形体可，两目黯黑，两颧暗斑减少，喘亦减轻，戴口罩胸闷，不咳，呛口水，眠差，食欲可，喜饮水，脚凉，二便可，舌红，苔黄腻，脉滑。

中医诊断：肺痿。

西医诊断：肺癌。

证型：气阴两虚，痰浊上犯。

治则：益气养阴，清肺化痰，散结消癥。

处方：海白冬合汤加味。

用药：

海浮石 30 克	白英 30 克	麦冬 30 克	百合 30 克
壁虎 10 克	炮山甲 10 克	人参片 10 克	天花粉 30 克
醋三棱 10 克	醋莪术 10 克	醋鳖甲 30 克	猫爪草 20 克
土贝母 20 克	山慈菇 15 克	煅蛤壳 30 克	甘草片 10 克

30 剂，每日 1 剂，水煎服，每日 2 次。

（孙俊杰）

王三虎教授点评：

大我 3 岁的的孙医生不耻下问，跟我学习，这种精神实在是我应该学习的。带学生就是要培养学生读书、看病、写文章的能力。今天的病例，非常实在，患者在未完成化疗的情况下坚持用中医中药，带瘤生存，生活质量尚可。虽然还未达到满意的结果，我还是支持孙医生记录下来。其中对错，自有看官评说。

2021 年 11 月 25 日　星期四　晴

温经汤是女科方　用于男子亦恰当

今天是我来深圳工作后，第一次到深圳市宝安区中医院流派工作室随师父跟诊。因为路程较远，当我到达目的地时，已经接近上午 10 点。推开诊室的门，我终于见到了神采奕奕的师父和几位早就有所耳闻的师兄师姐，赶快做好准备后来到师父身后；此时，师父正在向几位师兄师姐介绍下一个要看的患者，这个患者可是从西安一路追随师父来到了深圳，并且我曾在西安益群国医堂见过一次。

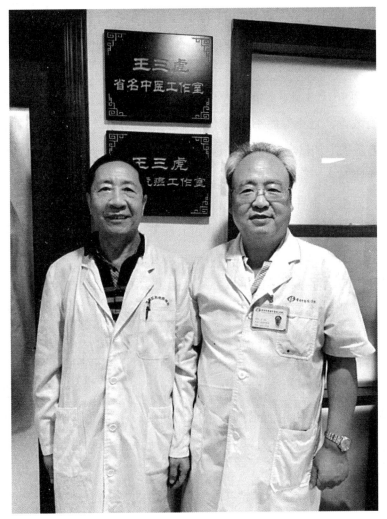

图 11　学生随王三虎教授出诊 10

　　正说着，患者及其夫人进来诊室了。果不其然，这个患者我确实见过，赶紧拿出我的跟诊笔记本，翻看他的就诊记录。患者最初是在艾灸时被艾灸师发现左上腹肿块，行检查见包块大小 11cm×9.4cm，但因对造影剂过敏而无法行增强 CT 和磁共振检查，一直无法确诊，曾有医师建议行手术治疗，但患者拒绝，而是选择中医保守治疗。

　　在由师父治疗之前，患者曾在北京等地中医治疗后，肿块增大至

14.5cm×9.5cm×16cm。从2020年11月1日开始在西安益群国医堂找师父治疗，每月一次，据患者回忆，在服药一月后，肿块明显缩小，具体数值已记不清楚。

2021年10月3日，是我第一次见到该患者。患者服药后病情平稳，睡眠较前有改善，自觉醒后小腿胀，舌暗红苔薄，脉滑。考虑腹部肿块，师父在原方基础上加贯众30克以祛腹中邪热气。具体处方因为当时患者很多，来不及摘抄下来，看患者病历，可以见到师父在初诊时用了六君子汤合枳术丸加减，后根据患者病情变化进行调整，如身痒，师父用过桂枝麻黄各半汤；面部大小不一的斑丘疹，师父用过升麻鳖甲汤等。因为我没有经历患者全部的诊疗过程，很遗憾，我也就不一一阐述了。

但今天的诊疗过程可是重点。刻下：患者眠差，易醒，特别容易受到外界干扰，醒后不容易复睡，情绪易怒，无法控制，阴囊潮湿发凉，牙龈出血，患者回忆20年前下雪天在车内副驾驶睡一觉醒来后，自觉当时右下肢像失去知觉一样，自那以后，胸部以下至双脚均怕冷，尤其冬季，喜南方温暖气候，而胸部以上则易汗，形成上热下寒之状，食用生冷瓜果后易腹泻，两月前感冒后至今仍间断咳嗽。近期复查，包块大小14.8cm×8.8cm×12.6cm，且部分有液化。舌暗红苔薄，有黏液带，脉寸滑偏弦尺沉。

患者经过前期的治疗，病情基本稳定，但根据患者目前的症状，尤其是患者既往受寒的经历，师父果断决定本次治疗转换治疗思路，重新定制治疗方案。

辨病辨证：积聚（寒邪入里，痰瘀互结，积聚成毒）。

治则治法：温阳散寒，化瘀散结。

处方：阳和汤合温经汤加减。

用药：

肉桂3包	生姜4包	甘草3包	熟地黄2包
紫苏子2包	麻黄2包	当归3包	白芍2包
吴茱萸3包	川芎2包	干姜3包	牡丹皮1包

麦冬 2 包	阿胶 2 包	白术 1 包	山药 1 包
姜半夏 3 包	全蝎 4 包	醋鳖甲 2 包	巴戟天 2 包
菟丝子 2 包	淫羊藿 3 包	砂仁 2 包	仙茅 2 包
煅牡蛎 2 包	细辛 3 包	独活 2 包	威灵仙 2 包

7 剂，颗粒剂，每日 1 剂，冲服。根据患者陈寒较重的情况，内服中药时配合督脉灸加强温阳散寒之力。

阳和汤为温里之剂，在这里就不再过多陈述。那么重点就是温经汤的应用了。温经汤出自《金匮要略·妇人杂病脉证并治第二十二》，"妇人年五十所，病下利数十日不止，暮即发热，少腹里急，腹满，手掌烦热，唇口干燥……当以温经汤主之"，因此，历代医家常用来治疗女科疾病。有人曾对温经汤的应用进行过统计，最后发现在历代医家用温经汤治疗的病证中，妇科病就占到了治疗病证总数的 93.2%，可见一斑。黄煌教授说温经汤是"女科方""天然的雌激素"，果真名不虚传。

师父深研《伤寒论》《金匮要略》，且在临床中每每都会对其中的内容有新的感悟，他经常说："创新来源于临床。"温经汤用来治疗妇科肿瘤，如宫颈癌、子宫肌瘤就是其中之一。今天，师父又给我们带来了"惊喜"。他在为患者开完处方后对我们说："温经汤是用来治疗妇科疾病的常用方，可以用来治疗妇科肿瘤，没有错，但难道就不能用来治疗男子疾病或者男性的肿瘤吗？"

说着，他翻开《金匮要略·妇人杂病脉证并治第二十二》开始读以下内容："妇人之病，因虚、极冷、结气，为诸经水断绝，至有历年，血寒积结胞门，寒伤经络。凝坚在上，呕吐涎唾，久成肺痈，形体损分；在中盘结，绕脐寒疝，或两胁疼痛，与脏相连；或结热中，痛在关元。脉数无疮，肌若鱼鳞，时着男子，非止女身……"读完，师父说："张仲景在这里已经强调了这样的情况并非只出现在女性身上，在男性同样也可以出现，像这个患者，就是寒伤经络以后，久则盘结于中而成肿块。"

紧接着师父就说："你们看，仲景在阐述这些内容以后，紧接着下一条就开始讲温经汤，意思就不言而喻了，这也是我现在要用温经汤的原因所在。"虽也有医家以温经汤加减治疗男性慢性前列腺炎、阳痿，但能够像师父这样有理有据说明应用缘由的估计就不多了。

今天虽然有些疲乏，但这样的收获已经足以让我精神振奋了。晚上在写这篇日记的时候，我突然明白温经汤中的这个"经"对应的应该就是"寒伤经络"中的"经络"吧；盆腔肿瘤转移至肺、腹部脏器时，只要辨证准确，温经汤应该也可以作为基础方加减应用，以治其本。

（秦传蓉）

王三虎教授点评：

温经汤用于男子，似乎没有先例（恕我直言。若有指出实例，将是我师），但仲景有言在先，"时着男子，非止女身"，我辈后学，亦步亦趋可矣。没想到幸福来得这样快，一周后患者微信："王教授早上好！我是河南省平顶山市汝州的平某。11月25日我去深圳市宝安区中医院找您看病。用药7天，今天早上刚好吃完。按照您的指示，我把您上次给我开的药方拍照发给您。这次用药后，给您叙述的各种不适，都均有好转，效果比较好。非常感谢！另外，这次开的药，直接服用，不用再熬药了，太省事了。很方便。我想让您再给我开中药颗粒继续服用，好吗？谢谢您！给您添麻烦了。"

2021年12月12日　星期日　晴
渭南市中心医院　跟师临证在修炼

今天早晨起得早，天还没大亮，天气晴朗，空气中透着一丝丝寒气，穿上暖暖的冬衣，兴冲冲地赶往老师的出诊地点——渭南市中心医院。每次去跟诊老师，心里总是莫名高兴，似乎觉得有数千年的修炼才能遇上弥勒佛。

进入诊室，老师笑意盈盈，已经在接诊患者了。

这是一位女性患者，70岁，既往有糖尿病10年，乏困无力3个月。3个月前大汗，纳差，极度乏困无力，已经不能行走，在陕西省人民医院确诊白血病，化疗数次。患者欲求中医治疗，经多方打听，慕名找到王老师，坚持在这里治疗，白细胞稳定在6.0×10^9/L。此次患者自己步入门诊，精神尚可，形体偏胖，面色略暗，舌淡，苔白不腻，脉沉细。老师给出了肾气丸加减：

肉桂 5 克	地黄 30 克	茯苓 10 克	泽泻 10 克
山萸肉 15 克	山药 30 克	牡丹皮 20 克	赤芍 15 克
黄精 30 克	红参 5 克	五味子 12 克	龙骨 15 克
煅牡蛎 15 克	黄连 6 克	苍术 10 克	葛根 30 克
玄参 15 克	百合 30 克	益智仁 10 克	

白血病，我理解白细胞的异常增生和功能异常，一定是有阴阳不平衡。从老师给出的方子，我考虑是水与土的关系，水不润土，土不生养。这个患者高龄，糖尿病，气血阴阳皆亏，一派内虚之象，用了肾气丸化裁，促肾阳，阳化气，气生血。老师从病的源头上治疗，疗效确切肯定，患者和众家属无不欢喜。我们弟子也惊叹肾气丸的奇妙。

另一女性患者，46岁，乳腺增生结节，囊肿，疼痛，并且有人乳头状瘤病毒HPV（＋）。老师给出了二贝母汤与升麻鳖甲汤化裁：

土贝母 12 克	浙贝母 12 克	王不留行 12 克	路路通 12 克
青皮 12 克	甘草 6 克	瓜蒌 15 克	柴胡 12 克
郁金 12 克	姜黄 12 克	半夏 12 克	蒺藜 12 克
苍术 12 克	夏枯草 15 克	升麻 12 克	鳖甲 15 克
土茯苓 15 克	当归 12 克	苦参 12 克	地肤子 15 克

二贝母汤是老师自创的一个治疗乳腺增生、结节、癌肿的专用方。此类病是因自身正气不足，肝气郁结，痰湿内生化热，痰毒来扰，以"肿块胀痛"为主症，而二贝母汤能解除肝郁的经络瘀阻，祛痰除湿清内热，软坚散结。升麻鳖甲汤，王老师认为是治疗阴毒的神奇之方，《古方选注》中讲升麻入阳

明、太阴二经，升清逐秽，辟百邪，解百毒，统治温疠阴阳二病。但仅走二经气分，故必佐以当归通络中之血，甘草解络中之毒，微加鳖甲守护营神。《证治宝鉴》以升麻透疠毒，鳖甲泄热守神，当归和调营血，甘草泻火解毒，各司其职，升中有降，降而不脱。两方合用，强强联手，疾病自去。

下午出完门诊，王老师又去病房会诊疑难病例。一男性患者，48岁，6年来全身不断生长皮下肉瘤，在多地医疗，手术6次，身上多处瘢痕，让人看着触目惊心。目前左半身不出汗，右半身汗多，上腹痛，低热，大便不通，此前曾经有大便隐血（＋），患者精神略显疲惫，神情焦虑，舌红，苔白，脉数。老师立即给出了大柴胡汤加减：

柴胡 15 克	黄芩 15 克	姜半夏 15 克	人参 15 克
枳实 30 克	厚朴 30 克	大黄 12 克	白芍 30 克
徐长卿 30 克	仙鹤草 30 克	鸡内金 30 克	防风 15 克
细辛 5 克			

大柴胡汤调畅气机，推陈致新；枳实、厚朴理气破坚；仙鹤草、徐长卿、鸡内金、细辛扶正祛风，通络化积聚，陈痰旧积。我想皮下也是少阳的位置，老师用柴胡剂真是奇思妙用。王老师讲对这个患者治疗一定要有次第，患者是本虚，风痰毒阻络，目前以气机不畅、少阳转机不利为主症，现在予以调畅气机，后面再以扶正通络，化痰解毒，消积聚。当然，治疗需要时间，希望我下次来时还能见到这个患者，继续观察他的病情变化。写到这，好像已经看见他来到门诊，脸上露出久违的笑容。

（雷　琰）

2021 年 12 月 20 日　星期一　小雨

癌症康复路漫长　炙甘草汤是良方

鼻咽癌在亚洲人群发病率较高，而我国南方尤其是两广地区高发，早期该病常伴有涕中带血，鼻塞，面麻，头痛，耳鸣，复视，听力下降等症状。放疗效果确实，但其后副作用难消。如何全身调理，恢复健康，就是中医应有的担当。

鼻咽癌中医称为控脑砂，见于《外科大成·卷三》：鼻渊而兼脑痛者；《医宗金鉴》卷六十五："鼻窍中时流色黄浊涕。宜奇授藿香丸服之。若久而不愈，鼻中淋沥腥秽血水，头眩虚晕而痛者。必系虫蚀脑也，即名控脑砂。"

戚先生，58 岁，2018 年 1 月 15 日初诊：鼻咽癌一年半，放化疗后，疲惫不堪，精神乏力，黄白色鼻涕，分泌物多，鼻腔及周围淋巴隐痛，头蒙，听力差，心悸，夜尿频，手脚凉，眠差，纳一般，大便可，形体如常，面赤，舌红，苔黄腻，有黏液带，脉结代。初诊以小柴胡汤为主方，加辨病用药的木棉花，取疏利少阳气机，清热解毒，利咽通窍之功。经过一年多的调理，乏力大为改善，流鼻涕、鼻痛减轻，分泌物少，夜尿频消失，心悸缓解，眠增，纳可。

辨病：控脑砂，阴阳毒。

辨证：气阴两虚。

治法：清湿热，养气阴。

处方：炙甘草汤、升麻鳖甲汤加减。

用药：

炙甘草 15 克	人参片 15 克	生姜 15 克	桂枝 10 克
麦冬 30 克	生地黄 50 克	火麻仁 10 克	阿胶（烊化）5 克
大枣 50 克	炒鸡内金 15 克	麸炒枳实 15 克	姜半夏 15 克
百合 30 克	葛根 20 克	丹参 30 克	木棉花 20 克
升麻 30 克	醋鳖甲 20 克	当归 15 克	肉桂 5 克
黄连 10 克			

14 剂，日 1 剂，水煎两次分服。

2020 年 12 月 18 日第十五诊：病情稳定。手脚凉改善。舌红苔薄，脉结代。方用炙甘草汤加减：

炙甘草 15 克　　　人参 15 克　　　生姜 15 克　　　桂枝 15 克

麦冬 30 克　　　　生地黄 50 克　　火麻仁 10 克　　大枣 50 克

阿胶 5 克　　　　　炒鸡内金 15 克　姜半夏 15 克　　麸炒枳实 15 克

百合 30 克　　　　葛根 20 克　　　丹参 30 克　　　木棉花 20 克

土茯苓 30 克

10 剂，日 1 剂，水煎两次分服。

2021 年 5 月 24 日第二十五诊：脉结代消失。诸症好转，仍守方巩固疗效。

2021 年 12 月 20 日第二十七诊：听力明显提高。稍失眠，余无不适。舌红苔薄，脉弱。

该患者发病至今五年半，在深圳市宝安区中医院找师父治疗将近 4 年，几乎每月来诊，中药 10 剂左右。其间各种症状在稳步恢复，如今一系列症状都已基本康复，精神气色好，他开始写诗歌。因为写诗晚睡烧脑，有点失眠，来找师父。

《伤寒论》第 177 条："伤寒，脉结代，心动悸，炙甘草汤主之。"阴血不足，血脉无以充盈，阳气不振，无力鼓动血脉，脉气不相接续，故脉结代；阴血不足，心体失养，或心阳虚弱，不能温养心脉，故心动悸。炙甘草、人参、大枣益心气补脾气，资气血生化之源，生地黄，阿胶，麦冬，火麻仁滋心阴养心血充血脉，桂枝、生姜辛行温通，温心阳通血脉。故炙甘草汤又名复脉汤。

《金匮要略·百合狐惑阴阳毒病脉证治第三》："阳毒之为病，面赤斑斑如锦纹，咽喉痛，唾脓血……升麻鳖甲汤主之。"《伤寒论》第 357 条"喉咽不利，唾脓血，泄利不止者……麻黄升麻汤主之。"升麻作为咽喉疾病的靶向药，被越来越多的有效病案所证实，《神农本草经》中升麻味苦、气平，微寒，浮而升，阳也，主解百毒。升麻既能解百毒又有透散作用，升而散之，散肌肤之邪热。

鳖甲善引药深入，能除痨瘦骨蒸并温疟往来寒热，鳖性善藏，凡有小隙用甲钻入，引药性深入，再结合升麻托毒出表，二者精诚合作把邪毒慢慢歼灭，当归活血养血，甘草也解百毒，辅以鸡内金、枳实消胀安胃，半夏、百合疗咽喉肿痛，葛根、丹参、木棉花清热利湿解毒、行血止血。

一方一药有的放矢，不急不缓润物无声，患者再拾笔写诗词，歌以咏志，幸甚至哉！

（张　晓）

王三虎教授点评：

肿瘤临床，中医的十八般武艺都能用上。不仅在紧要关头，就是在康复阶段也要靠常用药，靠熟悉的、用得顺手的药，这就是"打虎亲兄弟，上阵父子兵"。而不太熟悉的药用的机会就少多了。《伤寒论》只用了83味药就是这个道理，用方也是如此。方剂是中医宝库中的现成武器，尤其是经方，指征明确，用之常能出奇制胜。辨病用药，须得循序渐进，逐步摸索，细心观察所针对的症状、用药剂量、配伍方法等。我将两广地区特有的木棉花作为"广东癌"——鼻咽癌的主药，多年来效果确实。正应了我家乡药王庙前的对联："天下药治天下病无病不能治，世上人除世上灾有灾便可除。"截至本书结集成书的2023年10月下旬，戚先生还因我受疫情影响未能在深圳面诊而遗憾。

2021 年 11 月 26 日　星期五　晴

肝癌晚期变黑疸　血络损伤更凶险

深圳市宝安区中医院流派工作室一楼大厅，有位坐在轮椅上的中年男子正在等待师父看诊。5 天前，他和家人都因为看到每天腹部抽出 1000 多毫升的血水而感到生命无望。家属来到诊室老泪纵横，悲痛难抑，师父当场视频问诊，在场的弟子看到患者后也都感到病情确实危重，真是捏了把汗。

于先生，42 岁，2021 年 11 月 21 日初诊：肝癌一年，腹水两个月。乙肝病毒携带者。其父代诉：病灶大小约 101mm×90mm。每天抽血水 1000mL（肝脏肿瘤破裂，浓稠血性腹水），黄疸指数 400mg/dL，皮肤痒，无汗，大便可，纳差，眠差。刻诊：身形消瘦枯槁，无力行走，眼球突出发黄，声低气怯，面黄黑，舌红苔厚。

辨病：肝癌，黑疸。

辨证：湿热阻滞经络，肝胆气机不利，肾精大亏。

治法：利湿退黄，补肾填精。

处方：麻黄连翘赤小豆汤、茵陈蒿汤、小柴胡汤加减。

用药：

麻黄 2 袋	连翘 2 袋	赤小豆 3 袋	土茯苓 2 袋
茵陈 4 袋	栀子 2 袋	大黄 2 袋	丹参 2 袋
苍术 2 袋	赤芍 3 袋	大腹皮 2 袋	泽兰 2 袋
猪苓 2 袋	车前子 3 袋	阿胶 2 袋	泽泻 2 袋
山药 2 袋	滑石 2 袋	金钱草 2 袋	鸡内金 3 袋
党参 2 袋	生姜 5 袋	柴胡 2 袋	黄芩 2 袋
半夏 2 袋			

颗粒剂，共 5 剂，日 1 剂，水冲服。

2021 年 11 月 26 日，复诊：轮椅来诊，服药后效果明显，纳眠改善，头脑清晰，体力增加，血性腹水变淡，自述："住院主管医师惊奇，何种药物有如此效果。"舌红苔稍厚，脉沉。用药：上方加薏苡仁 2 袋，黄芪（因颗粒剂没有人参）2 袋，升麻 3 袋，鳖甲 2 袋，煅牡蛎 1 袋，麦冬 2 袋，天花粉 2 袋。颗粒剂，共 7 剂，日 1 剂，水冲服。

肝癌目前仍可称作癌中之王，黑疸是肝胆恶性肿瘤某个时期的特殊表现，是在黄疸基础上变成黑疸，主要是由于湿热下注，肾精亏虚，肾色外露。麻黄连翘赤小豆汤应对表证，患者皮肤痒无汗。《伤寒论》第 260 条："伤寒七八日，身黄如橘子色，小便不利，腹微满者，茵陈蒿汤主之。"猪苓汤利水，小柴胡汤疏肝保肝，利胆和胃，通调三焦，同时《金匮要略·黄疸病脉证并治第十五》："诸黄，腹痛而呕者，宜柴胡汤，必小柴胡汤。"山药、阿胶就是在湿热情况下填补肾精的不二之选，乃从肾气丸、猪苓汤中悟出。

　　师父有将近20年治疗黑疸的成功经验，2005年《中医杂志》就发表过《王三虎治疗黑疸经验》的文章。在临床上也日益精湛，应对重病大病，敢于合方大方，文中并没有运用止血类药物，到患者复诊时血水已经颜色变淡许多，面色也由黄黑变黄，并可坐轮椅来诊，虽然短暂的5天时间，给了一家人生的希望。活人之术，心血也，欣慰也！

（张　晓）

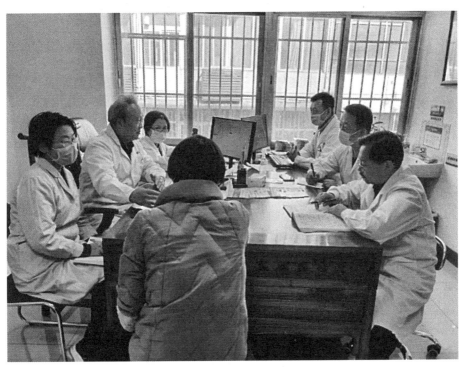

图12　学生随王三虎教授出诊11

2021 年 11 月 25 日　星期四　晴

看看恶性胸腺瘤　经方确能解忧愁

胸腺是位于胸部上方的腺体，可产生各种激素，最主要的作用是调节体内内环境稳态和保证内分泌平衡。胸腺主要产生淋巴细胞，是人体最大的免疫器官和内分泌腺体。胸腺瘤约占纵隔肿瘤的 50%，就胸腺瘤来说，临床表现可以无症状，仅在 CT 检查时被发现，50% 的患者有胸痛、胸闷和呼吸困难，部分患者有消瘦乏力等。恶性胸腺瘤易发生转移，转移到肺，出现咳嗽，痰血等；转移到脑，出现头痛等；转移到骨，出现骨痛等；转移到肾和肾上腺，出现相应的器官受损症状；转移到心包和胸腔，形成心包积液和胸腔积液，导致胸闷、气急等症状；部分患者出现转移后，出现伴癌综合征，表现为重症肌无力。今天来的恶性胸腺瘤患者可以说是此类疾病中最危重的，但却取得了较好的疗效。

郭先生，49 岁，广东珠海人。于 2018 年 6 月 20 日因胸腺瘤首诊于深圳市宝安区中医院。刻诊：浮肿、胸闷、乏力气短，声音嘶哑，两肋撑胀感，饮食尚可，睡眠可，二便调。舌淡暗，苔白，脉沉滑。给予升陷汤、葶苈大枣汤、木防己汤合方治疗。

2018 年 7 月 25 日复诊，患者诉浮肿、乏力气短好转，仍有胸闷、两胁撑胀感，无咳嗽咽痒，声音嘶哑好转，纳可，睡眠正常，二便调。其间化疗1 次，人工血管内广泛血栓，胸腔积液未行抽水，未发现肿块。

2018 年 8 月 25 日三诊，复查胸腔积液较前减少，饮食尚可，大便干硬，小便调。

2018 年 9 月 19 日四诊，人工血管栓塞。

2018 年 10 月 16 日五诊，血糖 13mmol/L，放疗 25 次，4 次化疗结束一月，人工血管内血栓。诉胸腺痛，心悸动，心率 105 次 / 分钟，胸水少量，心包积液消失，乏力不明显，食欲可，睡眠可，大小便可。

2018 年 11 月 22 日六诊，复查 CT 人工血管闭塞，空腹血糖 12.3mmol/L，心率同前，其余检查结果均有好转。

2019 年 5 月 28 日七诊，已上班两个月，今日复查，未见肿瘤复发转移迹象，血糖肝功正常，偶心悸，晨起浮肿。

2019 年 8 月 28 日九诊，胸片提示左下肺炎，偶咳，左肩痛，食欲睡眠可，二便正常。

2019 年 10 月 29 日十诊，血糖 9.0mmol/L，肺炎消失，肩痛好转。

2020 年 1 月 14 日十一诊，多食盐晨起眼睑浮肿，走路多则心悸，血糖 8.9mmol/L，左肩痛，舌淡暗，苔薄，脉沉。

2020 年 8 月 28 日十二诊，7 月 29 日行左甲状腺侵袭癌手术，近日拟行右侧切除。

2021 年 1 月 17 日十三诊，其间行右侧甲状腺转移瘤切除术，化疗 4 次，满月脸，水牛肩，晨起眼睑浮肿，耳鸣，胸痛，咽喉痛，咳嗽，上半夜睡眠差，食可，仍需使用胰岛素控制，血糖夜间两小时小便一次，大便不畅，耳鸣。舌淡暗，苔白厚，脉沉滑。

2021 年 4 月 26 日十四诊，颔下胀满，说话多则喉咙不适嘶哑，走多气促，眠差，食欲可，二便正常。

今日十五诊，每月 10 余剂中药治疗，10 天前入院检查，右肺门区后下纵隔及肝脏多发性转移（28mm×32mm），昨日行洛铂 40mg+ 白蛋白＋紫杉醇 430mg 方案。食欲、二便可，走多心悸，不能平卧（躺），多梦，无咳嗽气喘。形体丰满，舌淡暗，苔白厚，脉细弦。

中医诊断：支饮，肺痿，阴阳毒。

证型：水饮内停，风痰瘀血，肺失宣降，三焦不和。

治法：宣肺利水、活血化瘀。

处方：木防己汤、小青龙汤、小柴胡汤、葶苈大枣泻肺汤加味。

用药：

防己 20 克	桂枝 15 克	人参 15 克	生石膏 60 克
麻黄 10 克	干姜 10 克	细辛 5 克	醋五味子 10 克

姜半夏 30 克　　白芍 15 克　　　炙甘草 5 克　　　北柴胡 15 克

黄芩片 15 克　　大枣 30 克　　　葶苈子 30 克　　醋鳖甲 15 克

升麻 30 克　　　当归 10 克　　　壁虎 15 克　　　土贝母 30 克

浙贝母 20 克　　炒鸡内金 30 克

10 剂，每日 1 剂，煎服分两次，每次 200mL。

历代关于胸腺瘤的文献不多。宋代的《圣济总录》其中有："膈痰者，气不升降，津液痞涩，水饮之气聚于膈上，久而结实，故令气道奔迫，痞满短气不能卧，甚者头目旋运，常欲呕吐。"这是对胸腺瘤病位、病因、病机、症状的权威论述。明代王肯堂的《证治准绳》杂病篇所说的"膈痛"与心痛不同，心痛则在岐骨陷处，并非心痛，乃心支别络痛耳。膈痛则痛横浦胸间，此之心痛为轻，痛之得名。

《圣济总录》中把胸腺瘤叫做膈痰。《证治准绳》中把胸腺瘤叫做膈痛。但多缺乏有效方剂。师父早就以木防己汤作为本病的主方，多有效验，该患者就是其例。在 3 年多的中药治疗过程中，平均每月口服中药不足 20 剂，断断续续，师父以几十年丰富的抗癌临床经验及经方应用的灵活熟练性选方、合方、遣方，精准用药，力求达到最佳的治疗效果，增强患者对生存的渴望和信心，正像师父对患者常说的"你给我信任，我给你担当"。

（孙俊杰）

王三虎教授点评：

多年来我用木防己汤治疗恶性肿瘤引起的上腔静脉综合征以及胸腺瘤，常能挽狂澜于既倒，救困危以获安。该患者是我在广州中山大学孙逸仙纪念医院出诊后才来深圳市宝安区中医院找我门诊的。时间能够说明好多问题，3 年多的时间确实不算短。这场持久战，几时撤退确实是个问题，拖延日久，患者厌药，停药过早，病情复发。两难选择，尤需医患互动。

不觉又1年过去。2022年12月1日,我接到其妻微信:"王教授您好,今天找您的患者是广东的郭先生,有胸腺瘤,他现在状态可以,今年初的时候他因肺炎找过您,之后就连续做了6次化疗,10月刚做完,CT检查结果是肺部转移病灶较前缩小,肝脏病灶也缩小了,详细的还请教授费心看一下,患者时常咳白色黏稠痰较多,夜尿多,心率约100次,睡眠较差,大便正常,查血象,血红蛋白103g/L,偏低,余肝肾功能等指标正常。有糖尿病史。患者的情况您是比较了解的,接下来还请教授费心诊治,帮忙开方子,谢谢教授"。

用药:

瓜蒌 30 克	薤白 15 克	浮海石 30 克	白英 30 克
麦冬 30 克	百合 30 克	姜半夏 15 克	人参 12 克
茯苓 12 克	薏苡仁 30 克	百部 12 克	前胡 12 克
杏仁 12 克	白前 12 克	桔梗 12 克	射干 12 克
甘草 9 克			

2021 年 12 月 5 日　星期日　晴

寻病溯源心澄清　出其不意强调风

今天,是第一次跟诊王三虎老师。3年前在陕西中医药大学附属医院听老师讲课收获颇多,就有了想跟老师学习的想法,经过长时间的准备,今天终于鼓起勇气,既兴冲冲又忐忑地来到了西安益群国医堂。众弟子们围绕着老师,老师操起熟悉的渭南话,幽默地与患者沟通,不时有阵阵笑声,让我的心一下子安静踏实下来。

王老师对待每一位患者都很热情,问病必追根到底,直达病因,这是我之前所不具备的能力。对患者解释病情时既通俗易懂又风趣无穷,把生涩的医理与天地之间的自然现象联系在一起,讲得简洁明了,令人茅塞顿开。

有一位小姑娘，25 岁，平时怕冷，双膝关节遇冷酸困、疼痛，尤其左侧明显，每次按摩膝盖时就会嗳气呃逆不断，再后来竟然出现了按摩四肢肌肉关节都会出现嗳气呃逆，手心湿冷汗出，大便秘结，饮食及睡眠正常。舌红，苔黄厚腻，右关脉滑，左关脉略细。王老师略加思考就很快给出方剂：半夏泻心汤合防己茯苓汤。

用药：

半夏 12 克	黄芩 12 克	黄连 9 克	干姜 10 克
党参 15 克	大枣 6 克	防己 15 克	茯苓 15 克
白术 15 克	甘草 10 克	怀牛膝 15 克	川牛膝 15 克

14 剂，水煎服，每日 1 剂。

王老师看出了我的困惑，就详细地讲了用方的理法，《金匮要略》第一章"脏腑经络先后病"篇先讲治未病，紧接着在第二条 4 次提到风气风邪："夫人禀五常，因风气而生长，风气虽能生万物，亦能害万物，如水能浮舟，亦能覆舟。若五脏元真通畅，人即安和，客气邪风，中人多死。千般疢难，不越三条：一者经络受邪，入脏腑，为内所因也；二者四肢九窍，血脉相传，壅塞不通，为外皮肤所中也；三者房室、金刃、虫兽所伤。以此详之，病由都尽。若人能养慎，不令邪风干忤经络，适中经络，未流传脏腑，即医治之。"

从这段话里我们就明白了病因有三种，第一，外邪直接从经络进入脏腑致病；第二，外邪从孔窍、皮肤、肌肉渐次进入血脉致病；第三则为外伤等原因所致。那么为什么用半夏泻心汤呢？我们复习一下半夏泻心汤在《伤寒论》的那一篇，在太阳篇，伤寒后心下满而不痛者，宜半夏泻心汤，说明半夏泻心汤证是病邪从表入胃。防己、茯苓之用，实际上是《金匮要略》的第二个病"湿病"的防己黄芪汤。说明该患者既有"痞证"、也有"湿病"。加用牛膝补益肝肾、强筋骨，并引药下行。

王老师诊病细致，用方如用兵，胸中有千方，游刃有余，信手拈来，从容不迫。给我们弟子们讲了合病合方的思想，病因清楚，疾病诊断明确，有一个病就用一个方，有两个病如果一个方不能解决的，就可以两方强强联合，合方后效果大大增加，祛病邪，强身体。第一次跟诊对我思想触动很大，坚定了病因这个致病的根本。记得大约半年前读到一篇文章中提到80%的病都是表证，此刻心里忽然豁然开朗，澄清如蓝天。感谢王老师的细心教导。知道了病因就要有祛除病因的方法，我想我个人的病因还是对经典不熟悉，往后要把背诵《伤寒论》《金匮要略》提到第一日程上。

（雷　琰）